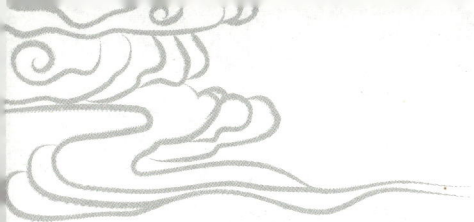

连建伟

金匮要略方论批注

连建伟 著 / 刘 爽 整理

全国百佳图书出版单位
中国中医药出版社
·北 京·

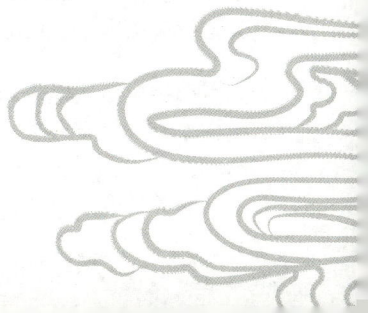

图书在版编目（CIP）数据

连建伟金匮要略方论批注 / 连建伟著；刘爽整理 .—北京：
中国中医药出版社，2023.6
ISBN 978-7-5132-7519-4

Ⅰ.①连… Ⅱ.①连… ②刘… Ⅲ.①《金匮要略方论》—研
究 Ⅳ.① R222.39

中国版本图书馆 CIP 数据核字（2022）第 051731 号

中国中医药出版社出版
北京经济技术开发区科创十三街 31 号院二区 8 号楼
邮政编码　100176
传真　010-64405721
万卷书坊印刷（天津）有限公司印刷
各地新华书店经销

开本 880×1230　1/32　印张 10　字数 159 千字
2023 年 6 月第 1 版　2023 年 6 月第 1 次印刷
书号　ISBN 978 – 7 – 5132 – 7519 – 4

定价　48.00 元
网址　www.cptcm.com

服 务 热 线　010-64405510
购 书 热 线　010-89535836
维 权 打 假　010-64405753

微信服务号　zgzyycbs
微商城网址　https://kdt.im/LIdUGr
官 方 微 博　http://e.weibo.com/cptcm
天猫旗舰店网址　https://zgzyycbs.tmall.com

如有印装质量问题请与本社出版部联系（010-64405510）

前　言

　　《金匮要略方论》系东汉张仲景所著，迄今已一千八百余年，被后世尊称为"方书之祖"。

　　1966 年 6 月，本人从浙江嘉兴南湖中学毕业，正值"文革"开始，无法继续升学，便在叔公的鼓励下，立志自学中医。记得 1968 年炎夏，本人首次攻读《金匮要略方论》，由于该书古奥难懂，初学确实困难重重，但本人日复一日，挥汗苦读，字字推敲，终于把《金匮要略方论》通读了下来。

　　1978 年 10 月，本人考入北京中医学院（现北京中医药大学），成为中国历史上的首届中医研究生，开始了在名师指导下的中医经典著作学习。有幸听任应秋教授讲授《黄帝内经素问》，听刘渡舟教授讲授《伤寒论》，听马雨人研究员讲授《金匮要略方论》，听赵绍琴教授讲授《温病条辨》。以上各位名师，每门课均讲授一学期，每周三次，每次三学时。本人并随导师王绵之教授进行历代名方的整理研究，打下了坚实的中医理论与临证功底。

1980 年底，本人研究生毕业后，被分配到浙江中医学院（现浙江中医药大学）任教，迄今已 40 年矣。在浙江中医学院老院长何任教授的信任与指导下，本人自 1983 年 10 月起，历时七载，执笔撰写了《金匮方百家医案评议》，1991 年 9 月由浙江科技出版社出版。又协助何任教授编写了《金匮要略校注》，1990 年 5 月由人民卫生出版社出版，并获国家中医药科技进步奖二等奖。

2005 年 7 月至 9 月，本人应台湾长庚大学邀请，作为该校客座教授，赴台北桃园，为长庚大学医学院中医系八年制学生讲授《金匮要略方论》，共授课 72 学时。为履行教书育人的重任，本人在赴台讲学时，随身携带了满满一大提包的各种《金匮要略》注本，既有中国学者的著作，亦有日本汉医的著作。我在长庚大学，一头埋入《金匮要略方论》之中，参阅古今文献，附以己见，在《金匮要略方论》上作了大量批注，力求真正深入理解《金匮要略方论》，不负台湾中医学子的一片赤诚之心，让中华医学植根于台湾，造福于人类。

台湾长庚大学讲学结束后，本人应人民卫生出版社之约，将本人在台湾讲课的录像资料进行了认真的文字整理，并于 2007 年 1 月出版了《连建伟金匮要略方论讲稿》一书，出版后深受读者欢迎。

但因本人的批注写在《金匮要略方论》书上，颇为零乱，且字迹较草，当时缺少精力，未予整理。光阴如剑，时过 15 年，目前看来，这些批注均是本人学习研究《金匮要略方论》的心得感悟，或引自前辈学者研究成果，有其学术价值，确有加以整理之必要。

浙江中医药大学附属第三医院刘爽博士，热爱中医事业，勤奋好学，在协助本人整理完成《连建伟方剂学批注》之后，又承担起协助本人整理《连建伟金匮要略方论批注》的任务。刘爽博士每打印出部分批注，便及时送我审阅、校正、定稿。自 2020 年 1 月起，历时 10 个月，终于在国庆、中秋双节之前完成了本书。

本书采用宋林亿等诠次，明赵开美校刻的《金匮要略方论》为底本，为保持该书原貌，未作任何删节。《金匮要略方论》的原书文字及本人批注分别用两种颜色以示区别，以利读者阅读。在某些条文之后，精选历代名医注解及古今名医医案，可供读者参考。

本人年已古稀，更感恩已作古的恩师王绵之、任应秋、刘渡舟、马雨人、赵绍琴、何任等教授当年对我的谆谆教诲。承蒙中国中医药出版社及罗海鹰编辑的大力支持，使本书得以顺利出版，在此致以深深的谢意！

连建伟于杭州无我斋

2021 年 9 月 27 日

金匮要略方论序

"匮"：通"柜"。《汉书·高帝纪》："与功臣剖符作誓，丹书铁契，金匮石室，藏之宗庙。"比喻内容珍贵，放入黄金制作的盒子中，加以珍藏保存。

要略：精要、简略之义。

方论：讲（有）方讲（有）论的专著。

张仲景为《伤寒杂病论》合十六卷，今世但传《伤寒论》十卷，杂病未见其书，或于诸家方中载其一二矣。翰林学士王洙北宋神宗时在馆阁日，于蠹简中得仲景《金匮玉函要略方》三卷：上则辨伤寒，中则论杂病，下则载其方，并疗妇人，乃录而传之士流，才数家耳，尝以对方证对者，施之于人，其效若神。然而或有证而无方，或有方而无证，救疾治病其有未备。国家诏儒臣校正医书，臣奇先校定《伤寒论》，次校定《金匮玉函经》，今又校成此书，仍以逐方次于证候之下，使仓卒之际，便于检用也。又采散在诸家之方，附于逐篇之末，以广其法。以其伤寒文多节略，故断自杂病以下，终于饮食禁忌，凡二十五篇，除重复合二百六十二方，勒成上、中、下三卷，依旧名曰《金匮方论》。臣奇尝读《魏志·华佗传》云，出书一卷曰，"此书可以活人"，每观华佗凡所疗病，多尚奇怪，不合圣人之经，臣奇谓活人者，必仲景之书也。大哉炎农圣法，属我盛旦，恭惟主上，丕承大统，抚育元元，颁行方书，拯济疾苦，使和气盈溢，而万物莫不尽和矣。太子右赞善大夫臣高保衡、尚书都官员外郎臣孙奇、尚书司封郎中充秘阁校理臣林亿等传上。

东汉至北宋凡八百余年。北宋嘉祐二年（1057）在编修院内成立校正医书局，林亿初刊本约在1066年，历940年后余又来台湾长庚大学，为八年制中医学专业学生开讲《金匮要略方论》，亦一段善缘也。

目　录

肺痿肺痈咳嗽上气病脉证治第七 / 067

奔豚气病脉证治第八 / 082

胸痹心痛短气病脉证治第九 / 086

呕吐哕下利病脉证治第十七 / 196

疮痈肠痈浸淫病脉证并治第十八 / 218

趺蹶手指臂肿转筋阴狐疝蛔虫病脉证治第十九 / 224

妇人杂病脉证并治第二十二 / 249

禽兽鱼虫禁忌并治第二十四 / 273

果实菜谷禁忌并治第二十五 / 285

脏腑经络先后病脉证第一

问曰：上工上等、高明的医生治未病，何也？师曰：夫治未病者，见肝之病，知肝传脾，当先实脾，四季脾旺不受邪，强调健脾的重要性，提高机体免疫功能，脾属土，居中央，灌四旁。这里可理解为一年四季脾气都很旺盛之意。即勿补之。中工指中等、一般的医生，目前多此类不晓相传，见肝之病，不解实脾，惟治肝也。

夫肝之病，补用酸如酸枣仁、五味子，助用焦苦如当归，益用甘味如人参、甘草之药调之。酸入肝，焦苦入心虚则补母，甘入脾，脾能伤克制肾，肾气微弱，则水不行，水不行，则心火气盛，心火气盛，则伤肺，肺被伤，则金气不行，金气不行，则肝气盛，则肝自愈，土能制水，水不致过盛而克火，心火旺盛（指正常的少火）则能克金，金气不致过盛则木不受邪，肝木之气自旺。此治肝补脾之要妙也。肝虚则用此法，实则不在用之。实则用清肝泻火法也。

经曰《难经·八十难》："虚虚实实，补不足，损有余"，是其义也。余脏准此。（一）

夫人禀五常通五脏，因风气少阳生发之气，春气升则万物安而生长，风气虽能生万物，亦能害万物，如水能浮舟，亦能覆舟。若五脏元真即元气、真气通畅，人即安和，客气邪风，风气与风邪不同，主气与客气不同。中人多死。千般疢难，不越三条内、外、不内外三因：一者，经络受邪，入脏腑，为内所因也；说明内因亦由外邪而来，如太阳到少阴。二者，四肢九窍，血脉相传，壅塞不通，为外皮肤所中也；三者，房室、金刃、虫兽所伤。以此详之，病由因由也都尽。

若人能养慎，不令邪风干忤经络，适中经络，未流传脏腑，即医治之，四肢才觉重滞，即导引、《一切经音义》云："凡人自摩自捏，伸缩手足，除劳去烦，名为导引；若使别人握搦身体，或摩或捏，即名按摩也。"吐纳即调息、针灸、膏摩，勿令九窍闭塞，九窍，指人一身之孔窍，眼、耳、鼻各二，口、前后阴，使邪有出路。更能无犯王法，王法，即国家法令。无犯王法，是遵守国法免受刑伤之意，并非一定指体罚刑伤，苦力、挨饿均是。禽兽灾伤，房室勿令竭乏，服食节其冷、热、苦、酸、辛、甘，节房事，节饮食。不遗赵开美本作"不遣"，遣，令也。医统本作"遗"形体有衰，病则无由入其腠理。"卫气者，所以温分肉，肥腠理，司开阖者也。"即指卫气旺盛，自能捍卫人体，抵御外邪。腠者，是三焦一身上下真气流通之处通会元真之处，为血气所注；理者皮肤与脏腑内外之间，是皮肤脏腑之文理也。（二）

问曰：病人有气色见于面部，愿闻其说。师曰：鼻头色青肝之色，腹中痛，苦冷者死一云腹中冷，苦痛者死；指腹中冷痛之极！指肝病传脾，脾阳大衰。鼻头色微黑肾之色者，有水气肾主水；色黄者（面）色黄，下同，胸上有寒脾肺之气虚寒；色白者，亡失血也。设微赤非时者死赤属心，主夏。其目正圆者痓，目正圆，指两眼直视不能转动。痓，《说文解字》："痓，强急也。"不治。又色青为痛木克土，色黑为劳肾虚，色赤为风风火相煽，色黄者便难小便难（见《医宗金鉴》），脾胃湿热，色鲜明者亮光光的，指水肿有留饮。（三）

师曰：病人语声寂然喜惊呼者，骨节间病；语声喑喑然不彻声音低微，不响亮。言为心声，心气虚，发不出声来者，心膈间病；语声啾音纠啾然"啾啾，小声也"（名古屋玄医《金匮要略注解》）。声音细小而清长，如山林中麻雀的叫声细而长者，头中病一作痛。（四）

本条论述闻诊在临床上的应用。闻而知之谓之圣。

师曰：息呼吸摇肩者，心中坚实证；息引胸中上气者，咳肺气上逆，可用止嗽散；息张口短气者虚证，肺痿肺热叶焦，耗气伤津，发为肺萎。萎，即肺痿缩，古人仔细观察，并有此命名，绝妙唾沫病人吐出大量涎沫，耗伤肺津。（五）

师曰：吸专指吸入之气而微数，其病在中焦，实也，当下之即愈，虚者不治接下文。在上焦者肺虚，其吸促吸气短促，在下焦者肾虚，其吸远吸长气。"远，犹长也。"（尤在泾），此皆难治。呼吸动摇振振者抖动貌，不治。（六）

师曰：寸口本条寸口包括两手的六部脉脉动者，因其旺时而动，假令肝旺色青春季应脉弦（其脉弦，其色青），四时各随其色。肝色青而反白假如此时色反白、脉反毛（秋脉。毛，浮也。毛在皮上，浮取可也），非其时色脉，皆当病。（七）

此条言其脉而或仅言其色，均为举例，实应包括色、脉两方面。

问曰：有未至而至前面的"至"指时令到，后面的"至"指时令的气候到，以下义同，有至而不至，有至而不去，有至而太过，何谓也？师曰：冬至之后，甲子干支：古代用天干、地支配合起来计算年、月、日的方法。十天干，甲、乙、丙、丁、戊、己、庚、辛、壬、癸，十二地支，子、丑、寅、卯、辰、巳、午、未、申、酉、戌、亥，相互配合，始于甲子，终于癸亥，共六十个夜半冬至后六十日第一个甲子夜半，此时正当雨水节气少阳小阳也，阳气刚刚升发起，少阳之时阳始生，天得温和。以未得甲子，天因温和，此为未至而至也；以得甲子，而天未温和，为至而不至也；以得甲子，而天大寒不解，此为至而不去也；以得甲子，而天温如盛夏五六月时，此为至

而太过也。（八）

师曰：病人脉浮者在前指关前之寸脉，其病在表；浮者在后指关后之尺脉，其病在里。腰痛背强不能行，必短气肾不纳气而极极其严重也。（九）

本条论述同一脉象，因出现的部位不同，主病也就不同。切而知之谓之巧。不单要诊出脉浮，还要诊出哪一部脉浮？会出现何种疾病？要"多诊识脉"（南齐褚澄《褚氏遗书》）。

问曰：经《素问》云："厥阳独行"，阴虚阳亢，厥阳上亢。"阳气者，烦劳则张，精绝，辟积于夏，令人煎厥。"此非厥阳独行之义乎！古人引经文取其义，并不取其原文也。何谓也？师曰：此为有阳无阴，故称厥阳。徐彬云："厥阳者，孤阳也，故经曰独行，仲景以无阴注之。"极是。（十）

◎《金匮要略悬解》：有阳无阴，则阳有升无降，独行于上，故称厥阳。

师曰：寸脉沉大而滑，此为痰热实证，痰瘀互阻之脉。沉为在里，大为实热，滑为痰气胶结。左寸候心主血，右寸候肺主气，此与《素问·调经论》"血之与气，并走于上，则为大厥"之理相同。《素问·调经论》又云："气复还则生，不还则死。"沉则为实，滑则为气，实气相搏，血气入脏病深即死，入腑病浅即愈，此为卒厥，何谓也？师曰：唇口青，身冷，为入脏，即死；如身和温和也，汗自出，为入腑，即愈。（十一）

本条指中风之脉证与预后。

问曰：脉脱，指脉绝。后藤慕庵《金匮要略方析义》："脉脱，犹言脉绝。若邪入阴，则脉不还，身冷而死也。"入脏即死，入腑即愈，何谓也？师曰：非为一病，百病皆然。譬如浸淫疮，从口起流向四肢者可治，从四肢流来入口者不可治；由深重转轻浅者可治，由轻浅转深重者不可治。病在外病浅者可治，入里病深者即死。（十二）

◎《金匮要略正义》：脏为阴，腑为阳，阴主里，阳主外。凡病以出阳为浅，入阴为深，故即死、即愈之机所由别也。浸淫疮显而易见，可知非独卒中为然，内外百病，皆作如是论治耳。《金匮要略浅注补正》：上论实证，此论虚证，自是对子。脉脱二字，正与脉沉滑相反，言脉细微散涣也。

问曰：阳病指属外表经络的病证，亦指三阳经病，如足太阳膀胱经病十八太阳六病，合三阳共十八病，何谓也？师曰：头痛、项、腰、脊、臂、脚掣痛。阴病指脏腑病，亦指阴经病，如手足太阴经、手足少阴经病十八，何谓也？师曰：咳、上气、喘、哕、咽、肠鸣、胀满、心痛、拘急。五脏病各有十八，合为九十病；人又有六微六腑也，微有十八病，合为一百八病。五劳、《素问·宣明五气》及《灵枢·九针论》均以久视伤血，久卧伤气，久坐伤肉，久立伤骨，久行伤筋为五劳所伤。（伤气：老人患病久卧，常并发肺部感染而亡，伤肺气也。）七伤、巢元方《诸病源候论》以大饱伤脾，大怒气逆伤肝，强力举重、久坐湿地伤肾，形寒饮冷伤肺，忧愁思虑伤心，风雨寒暑伤形，大恐惧不节伤志为七伤。六极，指气极、血极、筋极、骨极、肌极、精极。极是极度劳损的意思。亦出《诸病源候论》。妇人三十六病，《诸病源候论·妇人带下三十六病候》指十二癥、九痛、七害、五伤、三痼。妇人带下三十六病，泛指各种妇科疾病。不在其中。

清邪雾居上，浊邪湿居下，大邪风。风为百病之长，故为大邪中伤表，小邪寒。相对风邪而言中里，谷饪之邪，从口入者，宿食也。五邪中人，各有法度，风中于前即朝，早晨也。早上阳生风大。日本喜多村直宽《金匮要略疏义》："前，早也，阳也；暮，晚也，阴也"，寒中于暮，湿伤于下，雾伤于上，风令脉浮，寒令脉急，雾伤皮腠，湿流关节，食伤脾胃，极寒伤经伤胃气也，极热伤络伤胃络也，可导致出血（便血），饮酒、食辛辣者多患此。胃黏膜见充血、溃疡，可与胃镜检查合参。（十三）

◎《金匮要略心典》：谷饪、饮食之属，入于口而伤于胃者也。是故邪气有清浊大小之殊，人身亦有上下表里之别，莫不各随其类以相从，所谓各有法度也。故风为阳而中于前，寒为阴而中于后，湿气浊而伤于下，雾气清而伤于上，经脉阴而伤于寒，络脉阳而伤于热，合而言之，无非阳邪亲上，阴邪亲下，热邪归阳，寒邪归阴之理。《医宗金鉴》：此章曰十八、曰九十等文，乃古医书之文，今不可考，难以强释……谷饪者，饮食也。饮食之邪，从口而入，食伤隔夜不化，故名曰宿食也。五邪谓风、寒、湿、雾、饮食也。五邪谓风、寒、湿、雾、饮食也。夫五邪之中人，莫不各以类而相从，前者早也，风中于早，从阳类也；寒中于暮，从阴类也；雾邪清轻，故伤皮肤；湿邪浊重，故流关节；饮食失节，故伤脾胃。极寒之食伤经，以经属阴也；极热之食伤络，以络属阳也。

问曰：病有急当救里救表者，何谓也？师曰：病太阳病，医下之误用苦寒伤阳，续得下利清谷完谷不化。清，与"圊"通（日本饭田鼎《金匮要略方论考证》）不止，身体疼痛者，急当救里；后身体疼痛，清便自调者，急当救表也。（十四）

治病有先表后里、先里后表之不同，当据病情之轻重缓急而定。活泼泼地，如珠走盘。

夫病痼疾，《说文解字》："痼，久病也。"陕北人谓"痼病"。即旧病，久固之疾。加以卒病，当先治其卒病，后乃治其痼疾也。（十五）

◎《金匮玉函经二注》：痼疾，谓病已沉痼，非旦夕可取效者。卒病，谓卒然而来，新感而可取效于旦夕者，乘其所入未深，急去其邪，不使稽留而为患也。《金匮要略心典》：卒病易除，故当先治；痼疾难拔，故宜缓图，且勿使新邪得助旧疾也。读二条，可以知治病缓急先后之序。

师曰：五脏病各有所得合适也。广西南宁、桂林一带人常说"得"。故应"临病人问所便"（《灵枢·师传》），即喜欢什么者愈；五脏病各有所恶，各随其所不喜者为病。病者素不应食，而反暴思之，必发热也。（十六）

此乃药食同源，食疗之法也。

如女子多喜食话梅等，因女子多肝之阴血不足也。又如郁闷者多喜饮酒，可借以辛散其郁气也。

◎《金匮要略方论本义》：五脏病各有所得，如其喜者而与之，能助其正而息邪，其病可愈也；五脏病又各有所恶，各随其所不喜者而为病，犯其所忌而与之，能伤其正而益其邪，其病必增也。此病之性情，亦因人之性情为性情，而人之性情各有嗜好，百事皆然，食物又易于观辨。病者素不应食者，不喜食之物也，因病而复暴思欲食，此病为饥渴以害之也，因与食之，其脏与之不相宜，食之必发热，无益于气血，而徒长其病邪。可见所喜者应与之，而所忌者应远之之理矣。

夫诸病在脏泛指在里的疾病，欲攻"攻，专治也"（日本后藤慕庵《金匮要略方析义》）之，当随其所得

"得者合也，古训相得为相合"（唐容川《浅注补正》），指适合于病证的治疗方法。赵良仁《金匮方论衍义》："各量轻重，从宜施治，务去其邪。"而攻之，如渴者，与猪苓汤。余皆仿此。（十七）

痉湿暍病脉证治第二

　　痉病邪在筋脉，以项背强急、口噤不开、甚至角弓反张为主症。本篇痉病所论是以外感风寒所致者为主，与温病热盛或津伤引起的痉厥，如羚角钩藤汤、大定风珠证不同。

　　暍，《说文解字》："伤暑也。"

　　太阳病，发热无汗，反恶寒者，名曰刚痉。（一）

　　太阳病，发热汗出，而不恶寒，《诸病源候论》无"不"字，《脉经》"不恶寒"下细注："一云恶寒。"应以"恶寒"为是，说明有表证。名曰柔痉。（二）

　　◎《金匮要略论注》："此两条，即《伤寒论》辨寒伤荣、风伤卫法也。取以为痉病刚柔之别，省文也。盖痉即痉，强直之谓也。痉病必有背项强直等的证，故既曰痉，即省文不言。但治痉病刚柔之辨，最为吃紧，故特首拈无汗、反恶寒为刚，有汗、不恶寒为柔，以示辨证之要领耳。"

太阳病，发热，脉沉而细里虚之证者，名曰痉，为难治。脉证不符者凶。（三）

太阳病，发汗太多，因致痉。（四）

夫风病表证也，下之则痉，复发汗，必拘急。（五）
以上两条，说明痉与汗、下误治，伤其阴津，以致筋脉失养有关。

疮家指痈疽疔疮等诸痛肿而言也，以为金疮家非也。非金刃伤之患者也虽身疼痛，不可发汗，汗出则痉。疮家阴津已亏，汗则重伤其阴，故筋脉失养而致痉。（六）

病者身热足寒，颈项强急，恶寒，时头热，面赤，目赤，独头动摇，卒口噤，背反张者，痉病也。若发其汗者，寒湿相得，其表益虚，即恶寒甚。发其汗已，其脉如蛇。发汗已，表虚了，且湿犹未去，脉象亦变得如蛇行似的既柔且缓也。一云其脉浛。（七）

暴腹胀大者，为欲解，《素问·至真要大论》云："诸胀腹大，皆属于热。"寒去而就热，阴出于阳，为佳兆也，故欲解。脉如故即脉紧而弦。反伏弦者，痉。指邪气深入，病情正在进展，仍将发痉。（八）

夫痉脉，按之紧如而弦，直上下行。一作筑筑而弦，《脉经》云：痉家其脉伏坚，直上下。弦而有力也。主风，主强直之证。（九）

痉病有灸疮，难治。（十）

太阳病，其证备，指头项强痛、发热、汗出、恶风等表证俱备。身体强几几然鸟伸颈貌（成无己《注解伤寒论》），脉反沉迟，沉主里，迟主津液少，在里之津液不足。此为痉，栝蒌桂枝汤主之。（十一）

栝蒌桂枝汤方

栝蒌根_{二两}　桂枝_{三两}　芍药_{三两}　甘草_{二两}　生姜_三两　大枣十二枚

上六味，以水九升，煮取三升，分温三服，取微汗，汗不出，食顷，啜热粥发之。

本条证与《伤寒论》桂枝加葛根汤证，颇为类似，但有轻重之别，彼为项背强几几，此则身体强几几；彼为邪盛于表，故加葛根，葛根为治项强之专药，舒筋脉，重在解肌，本条津伤于里，故加栝蒌根，重在滋液。

◇柔痉，患者丁某，男，半岁，1931年初夏，症状：身热、汗出、口渴、目斜、项强、角弓反张、手足搐搦、指尖发冷、指纹浮紫，舌苔薄黄。诊断：伤湿兼风，袭入太阳卫分，表虚液竭，筋脉失荣。疗法：拟用调和阴阳，滋养营液法，以栝蒌桂枝汤主之。栝蒌根二钱，桂枝一钱，白芍一钱，甘草八分，生姜二片，红枣二枚，水煎服。三剂各症减轻，改投：当归一钱，生地二钱，白芍二钱，栝蒌根二钱，川贝一钱，秦艽一钱，忍冬藤二钱，水煎服，四剂而愈。（《蒲园医案》）

太阳病，无汗而小便反少，小便少，是阴津伤，故用

芍药益阴利小便。气上冲胸，口噤不得语，欲作刚痉，葛根汤主之。（十二）

葛根汤方

葛根四两　麻黄三两，去节　桂枝二两，去皮　芍药二两　甘草二两，炙　生姜三两　大枣十二枚

上七味，㕮咀，以水一斗，先煮麻黄、葛根，减二升，去沫，内诸药，煮取三升，去滓，温服一升，覆取微似汗，不须啜粥，余如桂枝汤法将息及禁忌。

◎《伤寒论本旨》：汗出而津液外泄，则小便少；今无汗而小便反少，是营卫三焦之气皆闭，外闭则内气不得转旋，而直上冲胸。邪侵入筋，阳明筋急，而口噤不得语，欲作刚痉之先兆也。急以桂枝汤调营卫，加麻黄、葛根开泄太阳、阳明之邪。盖邪本由经络侵入于筋，仍必从经络以泄之，迟则即有项背反张，头摇目赤之变也。

痉为病一本痉字上有刚字，胸满含痞、满、燥、实在内，里气壅也，口噤，卧不着席，脚挛急均为动风之证，痉是也，必齘齿，可与大承气汤。（十三）

大承气汤方

大黄四两，酒洗　厚朴半斤，炙，去皮　枳实五枚，

炙　芒硝三合

上四味，以水一斗，先煮二物厚朴、枳实，取五升，去滓，内大黄。煮取二升，去滓，内芒硝，更上火微一二沸，分温再服，得下止服。

实热耗津，筋脉失养故痉，急下之，可存其阴津也。

◎《医宗金鉴》：此申痉病入里，以明其治也。痉病而更胸满，里气壅也；卧不着席，反张甚也；脚挛急，劲急甚也，必龂齿，牙紧甚也。此皆阳明热甚灼筋，筋急而甚之象，故以大承气汤直攻其热，非攻阳明之实也。其曰可与，非尽言其可与，有慎重之意。

◇里海辛村潘塾师之女，八九岁，发热面赤，角弓反张，谵语，以为鬼物。符箓无灵，乃延余诊。见以鱼网蒙面，白刃拍桌，而患童无惧容。予曰：此痉病也，非魅！切勿以此相恐，否则重添惊疾矣。投以大承气汤，一服，即下两三次，病遂霍然。（《黎庇留医案》）

太阳病，关节疼痛而烦难受之极，脉沉而细一作缓以缓为是者，此名湿痹《玉函》云中湿。湿痹之候，小便不利，大便反快，但当利其小便。治湿不利小便，非其治也，虽出自李杲之言，实则源于《金匮要略》。（十四）

◎《金匮要略心典》：湿为六淫之一，故其感人，亦如风寒之先在太阳。但风寒伤于肌腠，而湿则流入关节；风脉浮，寒脉紧，而湿脉则沉而细。湿性濡滞而气重着，故亦名痹。痹者闭也。然中风者，必先有内风而后召外风；中湿者，亦必先有内湿而后感外湿，故其人平日土德不及而湿动于中，由是气化不速而湿侵于外，外内合邪，为关节疼烦，为小便不利，大便反快。治之者必先逐内湿，而后可以除外湿，故曰当利其小便。东垣亦云：治湿不利小便，非其治也。

湿家之为病，一身尽疼一云疼烦，发热，身色如熏黄也。（十五）

本条论述湿病发黄的证候。色如"熏黄"，是黄而晦滞，如烟熏之状，属湿重于热的现象。可用茵陈五苓散。

湿家，其人但头汗出，背强，欲得被覆向火。湿为阴邪故也。喜阳气通达。若下之早则哕伤胃气也，或胸满，小便不利湿阻，阳气不通一云利，舌上如胎者，以丹田有热，胸上有寒，湿热相交，下焦有湿热故小便不利，胸上有寒湿故胸闷。渴欲得饮而不能饮，湿中有热故欲饮，又不能多饮，以湿在内故也。则口燥烦湿胜，津液不布也。
（十六）

此条云湿热病之主证。

湿家下之误下也，额上汗出，微喘，小便利一云不利者死，若下利不止者，亦死。在阴盛之躯，脾湿不少，误下更伤阳气，甚则阳亡阴竭而不治，故死。（十七）

◎《医宗金鉴》：李玮西曰：前云湿家当利小便，以湿气内瘀，小便原自不利，宜用药利之；此下后里虚，小便自利，液脱而死，不可一例概也。

风湿相搏，一身尽疼痛，法当汗出而解，值天阴雨不止，医云此可发汗。汗之病不愈者，何也？盖发其汗，汗大出者，但风气去，湿气在，是故不愈也。若治风湿者，发其汗，但微微似作持续讲（曹颖甫《经方实验录》）欲出汗者，风湿俱去也。（十八）

◎《金匮要略心典》：风湿虽并为六淫之一，然风无形而湿有形，风气迅而湿气滞，值此雨淫湿胜之时，自有风易却而湿难除之势，而又发之速而驱之过，宜其风去而湿不与俱去也。

湿家病，身疼发热，面黄而喘，肺气不宣，鼻为肺窍，故嚏鼻之法可用也。头痛鼻塞而烦，其脉大实证也，自能饮食，腹中和无病，与中焦无涉，邪在头部、寒湿在上焦也。病在头中寒湿，故鼻塞，内药鼻中则愈。提出嚏鼻法。《脉经》云："病人喘"，而无"湿家病"以下至"而喘"十一字。（十九）

湿家身烦疼，可与麻黄加术汤。发其汗为宜，慎不可以火火熏、温针等攻之。（二十）

麻黄加术汤方

麻黄三两，去节　桂枝二两，去皮　甘草一两，炙　杏仁七十个，去皮尖　白术四两

上五味，以水九升，先煮麻黄，减二升，去上沫，内诸药，煮取二升半，去滓，温取八合，覆取微似汗。

病者一身尽疼，发热，日晡所剧者，晡，即申时，下午3～5点，阳明经旺于申时，日晡所是也。在"阳盛之体，胃热恒多"（叶天士《外感温热篇》），胃中有湿热，故日晡所剧也。名风湿，此病伤于汗出当风，或久伤取冷

所致也，现代空调病似可用本方治之，亦久伤取冷，风寒湿在表也。可与麻黄杏仁薏苡甘草汤。（二十一）

麻黄杏仁薏苡甘草汤方

麻黄_{去节，半两，汤泡}　甘草_{一两，炙}　薏苡仁_{半两}　杏仁_{十个，去皮尖，炒}

上剉麻豆大，每服四钱匕少量服，取微汗，一钱匕约2克，四钱匕约8克，水盏半，煮八分，去滓，温服，有微汗，避风。

本方实为麻黄汤以薏苡仁易桂枝，是变辛温发散而为解表化湿之法。麻黄汤解表散寒，麻杏石甘汤解表清热平喘，麻杏苡甘汤解表祛湿，仅一药之差，三方不同有如此者。

以上两条可见，湿往往内外合邪，故麻黄加术汤用白术，麻杏苡甘汤用薏苡仁，治其里也，白术温而薏苡仁凉，故上方治寒湿，本方治风湿热。

◎《金匮要略直解》：一身尽疼发热，风湿在表也，日晡，申时也，阳明旺于申酉戌，土恶湿，今为风湿所干，当其旺时，邪正相搏，则反剧也。汗亦湿类，或汗出当风而成风湿者，或劳伤汗出，而入冷水者，皆成风湿病也。

风湿，脉浮风、身重湿，汗出恶风表虚者，防己黄芪汤主之。（二十二）

防己黄芪汤方

防己《外台秘要·卷十九》作汉防己，是一两　甘草半两，炒　白术七钱半　黄芪一两一分，去芦

上剉麻豆大，每抄五钱匕，生姜四片，大枣一枚，水盏半，煎八分，去滓，温服，良久再服。喘者加麻黄平喘半两，胃中不和者加芍药止痛三分，气上冲者加桂枝降冲气三分，下有陈寒者加细辛温肾散寒三分。服后当如虫行皮中，阳欲通，湿欲祛。从腰下如冰，后坐被上，又以一被绕腰以下，温令微汗，助阳行湿之护理法。差通瘥。《方言》："差，愈也。南楚病愈谓之差"。

◎《医宗金鉴》：脉浮者，风也，身重，湿也，寒湿则脉沉，风湿则脉浮。若浮而汗不出恶风者，为实邪，可与麻黄杏仁薏苡甘草汤汗之；浮而汗出恶风者，为虚邪，故以防己、白术以去湿，黄芪、甘草以固表，生姜、大枣以和营卫也。

伤寒八九日，风湿相搏，身体疼烦，不能自转侧，不呕未犯中焦不渴未化热伤阴，脉浮虚而涩者表阳虚，桂枝

附子汤主之；若大便坚《伤寒论》作"鞕"，通"坚"，避隋炀帝杨坚讳也（张山雷），小便自利者，去桂加白术汤主之。（二十三）

桂枝附子汤方

桂枝四两，去皮　生姜三两，切　附子三枚，炮去皮，破八片　甘草二两，炙　大枣十二枚，擘

上五味，以水六升，煮取二升，去滓，分温三服。

即桂枝汤去芍药加附子也。风湿宜温散，不宜酸敛也。

白术附子汤方

白术二两　附子一枚半，炮去皮　甘草一两，炙　生姜一两半，切　大枣六枚

上五味，以水三升，煮取一升，去滓，分温三服。一服觉身痹，痹，麻木也。《一切经音义》："痹，手足不仁也。"森立之《金匮要略考注》："即附子瞑眩之候。"半日许再服，三服都尽，其人如冒状"药不瞑眩，厥疾弗瘳"（《尚书·说命篇》），勿怪，即是术、附并走皮中，逐水气，未得除故耳。

《伤寒论》名去桂加白术汤，即桂枝附子汤方去桂加白术，以小便自利，故去桂，以大便坚，故加白术以运

脾也。

◎《高注金匮要略》：若大便坚硬，又为寒燥津液，如水冻冰之象。平脉所谓阴结者是也。小便自利，为肺与小肠气微而不能提守之应，桂枝行津泄气，故去之。白术苦温，能滋脾胃肌肉之阳液，以消客湿，故加之……减诸药于前方之半者，前方注意在汗，犹之以风雨解潮湿，利于疏爽，故大其制，此方注意在湿，犹之以旭日解寒湿，义取熏蒸，故半其制耳。《伤寒论本旨》：寒湿皆阴邪，以其兼风，故脉浮，以阳气虚而阴邪胜，故浮而虚涩也……肌肉属脾，由脾阳虚，不能温肌肉而输津液……津液不输，则脾胃枯燥而大便鞕，是阳虚气不能化液，即所谓阴结也。故以术合附子大补脾阳以温肌肉，肌肉温而湿化矣。以脾阳虚，故用白术。北京名医魏龙骧治便秘多用大剂生白术（30克以上），取其运脾气输津液也。

风湿相搏，搏，通抟。日本吉益南涯《金匮正文》："抟，音团，聚也。以手团也……风与湿并合也。"骨节疼烦掣痛，疼、痛，故用甘草缓其急也，并以为方名。伊藤凤山《金匮文解》："疼痛字连用则义相同，对用则各别，散则互通。"《品字笺》曰："痛甚者为痛，不甚者为疼，

自有轻重之别。"不得屈伸，近之则痛剧，汗出短气，小便不利，恶风不欲去衣，或身微肿者，甘草附子汤主之。（二十四）

甘草附子汤方

甘草二两，炙　白术二两　附子二枚，炮，去皮　桂枝四两，去皮

上四味，以水六升，煮取三升，去滓。温服一升，日三服，初服得微汗则解。能食，汗出复烦者，服五合。病未尽解者，可减其量服。恐一升多者，取六七合为妙。此十一字，倒装句法也。应放在"日三服"后为宜。

甘草附子汤，君以甘草缓急止痛，附子祛寒湿之邪，汗出用白术祛湿固表，短气佐甘草益气扶正，小便不利，恶风，身微肿，加桂枝通阳利小便而散风邪也。

◇高某某得风湿病，遍身骨节疼痛，手不可触，近之则痛甚，微汗自出，小水不利，时当初夏，自汉返舟求治，见其身面手足俱有微肿，且天气颇热，尚重裘不脱，脉象颇大，而气不相续。其戚友满座，问是何症？予曰：此风湿为病。渠曰：凡驱风利湿之药，服之多矣，不惟无益，而反增重。答曰：夫风本外邪，当从表治，但尊体表虚，何敢发汗！又湿本内邪，须从里治，而尊体里虚，岂

敢利水乎！当遵仲景法，处甘草附子汤。一剂如神，服至三剂，诸款悉愈，可见古人之法，用之得当，灵应若此，学者可不求诸古哉。(《谢映庐医案·卷一》)

太阳中暍音谒。《说文解字》："伤暑也";《玉篇》："中热也"，发热恶寒暑伤皮毛，身重暑必夹湿而疼痛，其脉弦细芤迟，暑耗津气，已经误治了，津气虚弱。小便已津气更虚，洒洒然毛耸如冷水浇似，起鸡皮疙瘩，毫毛竖立，手足逆冷，小有劳更耗气，身即热气虚发热，口开前板齿前面的门牙。板，大齿也。《医方类聚》："口前二大齿谓之板齿"燥阳明胃液伤。若发其汗，与其后共二十一字，宜移到"身重而疼重之后"，更好理解，"脉弦细芤迟"是误治之后出现的津气大虚之征。则恶寒甚更伤阳气；加温针，则发热甚内热甚；数下之，则淋甚。津液伤，故小便淋沥也。宜用清热益气生津法。（二十五）

太阳中热者，暍是也，山田正珍《金匮要略集成》："中暍当作中热，盖暍与热同一音之字，传写因误已。"汗出恶寒耗气伤津故也，身热而渴，白虎加人参汤主之。（二十六）

白虎加人参汤方

知母六两　石膏一斤，碎　甘草二两　粳米六合　人参三两

上五味，以水一斗，煮米熟汤成，去滓，温服一升，日三服。

应具备"汗大出、口大渴、身大热"三大症，脉芤（洪大中空，不是洪大有力），再加恶寒，即为白虎加人参汤证的辨证要点。

太阳中暍，身热疼重，而脉微弱亦主湿胜而阳微也，此以夏月伤冷水，水行皮中所致也，一物瓜蒂汤主之。（二十七）

一物瓜蒂汤方

瓜蒂二十个

上剉，以水一升，煮取五合，去滓，顿服。

《本经》载瓜蒂能"下水"。瓜蒂本为涌吐之剂，使阳气上越，又有发汗之功。

《医宗金鉴》："夏月中暑之人，暴贪风凉，过饮冷水，水气虽输行于皮中，不得汗泄所致也。"

本条为阴盛多湿者病，上条为阳盛多热者病。同为中暍，其不同有如此者。

百合狐惑阴阳毒病脉证治第三

狐惑：山田正珍《金匮要略集成》："狐惑名于古愦愦，未有一人解得其义者。按狐惑一名射工，又称短狐者是也。惑与蜮古字通……今此病或蚀上，或蚀下，发热恶寒，有似中射工毒，故假以为病名也。"《康熙字典》蜮字注曰：又作惑。《说文解字》："短狐也。"短狐似鳖，三足，以气射害人。柳宗元曰：居水中以气射人者，名射工。《诸病源候论》："狐惑病者，皆由湿毒气所为也。"极是。

论曰：百合病者，百多也脉一宗，宗，《广雅·释诂》："聚也""本也"。许多脉聚于一个地方。悉致其病也。意欲食复不能食，常默默，欲卧不能卧，欲行不能行，饮食或有美时，或有不用闻食臭时，如寒无寒，如热无热，口苦，小便赤，诸药不能治，得药则剧吐利，如有神灵者，身形如和与常人一般，其脉微数。

每溺时头痛者，六十日乃愈；若溺时头不痛，淅同洒，恶风之状也然者，四十日愈；若溺快然小便通畅，但头眩者，二十日愈。

其证或未病指热病而预见，或病四五日而出，或病均指热病二十日，或一月微《外台秘要·卷二》作"复"见者，各随证治之。还是要根据具体症状辨证论证。见下条。（一）

实际是百脉朝宗于肺，故云"百脉一宗，悉致其病"。肺藏魄，肺阴不足，故魄不安，以致出现各种精神症状。肺主通调水道，下输膀胱，肺热阴伤，水道不畅，故小便赤。其脉微数，亦是阴虚之征。若溺快然者，说明肺阴虚内热不甚，故二十日愈。六十日、四十日、二十日大致之词也，说明病之重、中、轻有程度之不同，治疗取效亦有慢、中、快之不一。百合为治肺阴虚之主药，专治此病，故名百合病。

百合病，发汗后者，汗出伤阴，肺更热。即发汗后得了百合病。百合知母汤主之。（二）

百合知母汤方

百合七枚，擘　知母三两，切

上先以水洗百合，渍《一切经音义》十四引《俗文》："水浸曰渍"一宿，当白沫出，去其水，更以泉水二升，煎取一升，去滓；别以泉水二升煎知母，取一升，去滓；后合和，煎取一升五合，分温再服。

病机是热病伤阴，故云发汗后、下之后、吐之后……是误用汗、吐、下阴液更伤。得病后渴、发热更是阴虚内热之证。

百合病，下之后者，滑石代赭汤主之。（三）

滑石代赭汤方

百合七枚，擘　滑石三两，碎，绵裹　代赭石如弹丸大一枚，碎，绵裹

上先以水洗百合，渍一宿，当白沫出，去其水，更以泉水二升，煎取一升，去滓；别以泉水二升煎滑石、代赭，取一升，去滓；后合和重煎，取一升五合，分温服。

本条论述百合病误下后的治法。以方测证：一是误下后津液耗伤，则内热加重，所以小便反而减少，表现为小便短赤而涩；二是因泻下之药每为苦寒之品，服后损伤胃

气，则出现胃气上逆，呕吐呃逆、嗳气诸症。法当养阴清热，利尿降逆，方中百合清热润肺，滑石、泉水利小便，兼以清热，代赭石降逆和胃。

百合病，吐之后者，用后方主之。（四）

百合鸡子汤方

百合七枚，擘　鸡子黄一枚

上先以水洗百合，渍一宿，当白沫出，去其水，更以泉水二升，煎取一升，去滓，内鸡子黄，搅匀，煎五分，温服。

本条论述百合病误吐后的治法。吐后损伤脾胃之阴，引起虚烦不安、胃中不和等证。以百合养阴清热，鸡子黄养阴润燥，安和脾胃，此食疗法也。

百合病不经吐、下、发汗，病形如初者，百合地黄汤主之。（五）

百合地黄汤方

百合七枚，擘　生地黄汁一升

上以水洗百合，渍一宿，当白沫出，去其水，更以泉水二升，煎取一升，去滓，内地黄汁，煎取一升五合，分温再服。中病，勿更取。中病即止也。大便当如漆。地黄之色故也。

本条论述百合病的正治法。不可拘泥于病程久暂，以证候为依据，有是证用是方。

◎一人病昏昏默默，如热无热，如寒无寒，欲卧不能卧，欲行不能行，虚烦不耐，若有神灵，莫可名状，此病名百合。虽在脉，实在心肺两经，以心合血脉，肺朝百脉故也。盖心藏神，肺藏魄，神魄失守，故见此症。良同伤寒邪热，失于汗下和解，致热伏血脉而成。用百合一两，生地汁半钟，煎成两次服，必俟大便如漆乃瘥。（《续名医类案》）

百合病一月不解，变成渴者，百合洗方主之。（六）

百合洗方

上以百合一升，以水一斗，渍之一宿，以洗身。洗已，食煮饼，以面为食煮之，养胃也，培土生金也，亦护病食疗法。勿以盐豉也。盐豉食之，使人口渴伤津。湖南、山东、四川人多吃豆豉，广东人亦吃。

百合病渴不差者，栝蒌牡蛎散主之。（七）

栝蒌牡蛎散方

栝蒌根　牡蛎熬。等分

上为细末，饮服方寸匕，日三服。

百合病变发热者一作发寒热，百合滑石散主之。《外台秘要·卷二》一本云："治百合病，小便赤涩，脐下坚急。"宜合参。故以百合清水之上源。滑石清热利小便。（八）

百合滑石散方

百合一两，炙此为清炙，即放在铁锅中炒，使干燥易于研末作散剂用，非蜜炙也　滑石三两

上为散，饮服方寸匕，日三服。当微利小便利者，止服，热则除。

百合病见于阴者，以阳法救之；现于阳者，以阴法救之。见阳攻阴，复发其汗如桂枝下咽，阳盛则毙，此为逆；见阴攻阳，乃复下之如硝、黄入胃，阴盛以亡，此亦为逆《脉经》两处"为逆"下，均有"其病难治"四字，值得参考。（九）

非但百合病，治所有病均应作如是观。

◎《金匮要略方论本义》：百合病，见于阴者，阳不足而阴有余也，当以阳法救之，使阳之不足与阴相济则善矣，见于阳者，阴不足而阳有余也，当与阴法救之，使阴之不足与阳相济则善矣。倘病见于阳，阳有余可知，而反攻阴，则阴益不足矣；再病见于阴，阴有余可知，而反攻阳，则阳益不足矣。何谓攻阴？发汗是也，阳有余而阴不足，复误发汗以动扰其阴，此为逆也。何谓攻阴？下之是也，阴有余而阳不足，复误下之以伤损其阳，此亦为逆也。

狐惑之为病，状如伤寒，默默欲眠，目不得闭，卧起不安，蚀于喉为惑，蚀于阴为狐，何谓狐惑？仲景自言蚀于喉为惑，蚀于阴为狐，又症状多变不定，如狐性之多疑。狐惑是其病名，湿热毒气为其病因。治法方剂均为清湿热、解湿毒也。甘草泻心汤、苦参汤、雄黄熏方、赤小豆当归散均是。不欲饮食，恶闻食臭鼻闻其味也。如"朱门酒肉臭"是，其面目乍"乍，暂也"（《广雅·释言》）赤、乍黑、乍白。蚀于上部则声喝一作嗄，"喝"（yè），声音嘶哑。甘草泻心汤主之。（十）

甘草泻心汤方

甘草**重用甘草为君，解毒**四两　黄芩三两　人参三两　干姜三两　黄连一两　大枣十二枚　半夏半斤

上七味，水一斗，煮取六升，去滓再煎，温服一升，日三服。

蚀于下部指前阴**则咽干，苦参汤洗之。**（十一）

蚀于肛者，雄黄熏之。（十二）

雄黄熏方

雄黄

上一味为末，筒瓦二枚合之烧，向肛熏之。《脉经》云：病人或从呼吸上蚀其咽，或从下焦蚀其肛阴，蚀上为惑，蚀下为狐，狐惑病者，猪苓散主之。**猪苓散，猪苓、茯苓、白术，祛湿邪也。**

◎《金匮悬解》：后在肛门，则以雄黄散熏之，盖土湿木陷，郁而生热，化生虫类，前后侵蚀，苦参雄黄，清热而去湿，疗疮而杀虫也。

病者脉数，无热，微烦，默默但欲卧，汗出。初得之

三四日，目赤如鸠眼；鸠，鸟名，即斑鸠，其目色赤。金寿山观察到此类病人，是虹膜炎，非结膜炎也。七八日，目四眦一本此有黄字黑；若能食者胃气未伤，脓已成也，承上条"蚀于肛者，雄黄熏之"，本条当为肛旁脓肿也。赤小豆当归散主之。（十三）

赤小豆当归散方

赤小豆三升，浸，令芽出，曝干　当归三两

上二味，杵《说文解字》："杵，舂杵也。"《广雅·释器》："杵，所以毁碎物者也。"指杵碎药物为散，浆水服方寸匕，日三服。

阳毒血中热毒为主。《脉经·卷八》云："阳毒，其脉浮大数。"之为病，面赤斑斑如锦纹，谓丝织锦上彩色花纹，谓面部赤色斑块之状，与现代红斑狼疮相似。咽喉痛，唾脓血。五日可治，七日不可治，升麻鳖甲汤主之。（十四）

阴毒血脉凝滞为主。《脉经·卷八》云："阴毒……四膜厥冷，其脉沉细紧数。"可见阳毒面赤属阳，阴毒面青属阴。阳毒须解毒之品更多，阴毒减少解毒之品之为病，面目青，身痛如被杖"杖，持也"（《说文解字》），咽喉痛，五日可治，七日不可治，升麻鳖甲汤去雄黄蜀椒用解毒活血即可以了主之。（十五）

升麻鳖甲汤方

升麻《本经》："主解百毒"二两　当归一两　蜀椒徐洄溪云："蜀椒辛热之品，阳毒用而阴毒反去之，疑误。"炒去汗炒去水气一两　甘草二两　雄黄半两，研　鳖甲手指大一片，炙

上六味，以水四升，煮取一升，顿服之，老小再服，取汗有透解之功。《肘后》《千金方》：阳毒用升麻汤，无鳖甲，有桂；阴毒用甘草汤，无雄黄。

疟病脉证并治第四

疟:《周礼·疾医职》:"四时皆有疠疾,春时有痟首疾,夏时有痒疥疾,秋时有疟寒疾,冬时有嗽上气疾。"《说文解字》:"寒热休作。"《释名》:"疟,酷虐也。凡疾或寒或热耳,而此病先寒后热而疾似酷虐也。"

本篇先讲脉,再讲证,最后讲治。

《素问》有《疟论》,又有《刺疟》。

师曰:疟以往来寒热为主证脉自弦以弦脉为主脉,以半表半里为病位,弦数者多热,弦迟者多寒。弦小紧者下之差,寒积宜温下。弦迟者可温之,弦紧者可发汗、针灸也,浮大者可吐之,弦数者风发也,以饮食消息止之。指适当的饮食调理,使疟病减轻。《外台秘要》作"消息之"。浅田宗伯《杂病论识》:"此消息谓加减也。《祖庭事

苑》曰：消，尽也；息，生也。谓可加即加，可减即减，是也。"（一）

病疟以月一日发，当以十五日愈，设不差，当月尽谓晦日也。是日，月最晦暗解；如其不差，当云何？师曰：此结为癥瘕，癥，《玉篇》："腹中癥结病也。"瘕，《玉篇》："腹中病也。"名曰疟母，说明患疟病久，导致疟母，脾肿大也，在左胁下。急治之，不能再延时日了。因疟病久则成疟母，疟母不消则病疟难愈，造成恶性循环。宜鳖甲煎丸。（二）

鳖甲煎丸方

鳖甲十二分，炙　乌扇射干三分，烧　黄芩三分　柴胡六分　鼠妇地虱三分，熬　干姜三分　大黄三分　芍药五分　桂枝三分　葶苈一分，熬　石韦三分，去毛　厚朴三分　牡丹五分，去心　瞿麦二分　紫葳凌霄花三分　半夏一分　人参一分　䗪虫五分，熬　阿胶三分，炙　蜂巢四分，炙　赤硝赤山之硝石谓之赤硝十二分　蜣螂六分，熬　桃仁二分

上二十三味，为末，取锻灶下灰一斗，清酒澄清无灰之米酒一斛五斗，浸灰，候酒尽一半，着鳖甲于中，煮令泛烂如胶漆，绞取汁，内诸药，煎为丸，如梧子大，空心

心，腹也，胃也服七丸，日三服。《千金方》用鳖甲十二片，又有海藻三分，大戟一分，䗪虫五分，无鼠妇、赤硝二味，以鳖甲煎和诸药为丸。

鳖甲煎丸有桂枝、芍药；柴胡、黄芩、半夏；桂枝茯苓丸去茯苓，寓和营卫、和少阳、化癥瘕于一炉。再加虫类搜剔、祛水祛瘀、理气清热、软坚散结、补益气血之品，于癥瘕可消也。此消导之剂耳！丸者缓也。

◎《金匮要略心典》：设更不愈，其邪必假血依痰，结为癥瘕，僻处胁下，将成负固不服之势，故宜急治。假血依痰，结为癥瘕，僻处胁下，乃痰瘀互阻也。

师曰：阴气孤绝，阳气独发，瘅疟之病因病机。则热而少气热伤气烦冤，手足热四肢皆禀气于胃而欲呕胃热阴伤，胃气上逆，名曰瘅疟王冰《素问注》："瘅，热也"。若但热不寒者，邪气内藏于心张仲景书中，心即胃也，此指胃热也，外舍分肉之间即皮肤与肌肉之间，半表半里也，令人消铄脱肉《医统》本作"肌肉"。瘅疟但热不寒，使胃更热，阴液更伤，内外俱热，热盛伤阴，故令人消铄肌肉。（三）

愚见当以竹叶石膏汤为佳，以胃热而少气，故用石膏、人参，手足热而欲呕，故用麦冬、半夏，清胃用竹叶、甘草，和中则用粳米、甘草也。

温疟者，其脉如平不弦之谓，平脉是也。平，平人也，不病者也，身无寒但热用白虎，骨节疼烦用桂枝，时呕，白虎加桂枝汤主之。（四）

白虎加桂枝汤

知母六两　甘草二两，炙　石膏一斤　粳米二合　桂枝三两，去皮

上剉，每五钱，水一盏半，煎至八分，去滓，温服，汗出愈。

疟多寒者，名曰牝疟，原作"牡疟"，今据《外台秘要·卷五》引《仲景伤寒论》改。牝、牡，恐系传抄时字形相近而致讹也。牝、牡，古指雌雄两性。毛亨《训诂传》："飞曰雌雄，走曰牝牡。"如雄鼠屎，《千金要方》《外台秘要》俱作"牡鼠屎"可证。寒属阴邪，牝属阴类，故疟多寒者，称为牝疟。蜀漆散主之。（五）

蜀漆散方

蜀漆烧去腥　云母"泄湿行痰，故治牝疟"（《长沙药

解》)，"除邪气，安五脏"(《本经》)烧二日夜　龙骨"止阴疟"(《纲目》)，"养精神，定魂魄"(《本经》)等分

上三味，杵为散，未发前以浆水服半钱。温疟加蜀漆半分，临发时服一钱匕。一方云母作云实。

附《外台秘要》方

牡蛎汤：治牡疟。

牡蛎散少阳之结，安神，且止汗，可防麻黄发散太过四两，熬　麻黄散寒，寒痰阻遏阳气也四两，去节　甘草和中二两　蜀漆祛痰三两

上四味，以水八升，先煮蜀漆、麻黄，去上沫，得六升，内诸药，煮取二升，温服一升。若吐，则勿更服。

柴胡去半夏加栝蒌汤：治疟病发渴者，亦治劳疟。浅田宗伯《杂病论识》："劳疟之劳，与劳复之劳同，非虚劳之劳。"

柴胡八两　人参三两　黄芩三两　甘草三两　栝蒌根四两　生姜二两　大枣十二枚

上七味，以水一斗二升，煮取六升，去滓，再煎，取三升，温服一升，日二服。

疟病寒热往来，故投小半夏汤；口渴，故去半夏加栝

蒌根。

柴胡桂姜汤： 治疟寒多微有热，或但寒不热。服一剂如神。

柴胡半斤　桂枝三两，去皮　干姜二两　栝蒌根四两　黄芩三两　牡蛎三两，熬　甘草二两，炙

上七味，以水一斗二升，煮取六升，去滓，再煎，取三升，温服一升，日三服，初服微烦，复服汗出便愈。

本方用小柴胡汤为主，和解少阳，以寒多故加桂枝、干姜，有渴加栝蒌根，牡蛎安精神，且防发散汗出太多。

弦脉为疟疾主脉，寒热往来为疟疾的主症，小柴胡汤为疟疾的主方。但热不寒的瘅热可用竹叶石膏汤，热多寒少的温疟用白虎加桂枝汤，但寒少热的牝疟用蜀漆散，鳖甲煎丸治腹有疟母。

中风历节病脉证并治第五

　　夫风之为病，当半身不遂，或但臂不遂者，此为痹。脉微而数，中风使然。阴血虚为其本也。（一）

　　寸口脉浮而紧，紧则为寒风寒，浮则为虚，寒虚相搏，邪在皮肤。此以脉论病机也。浮者血虚，络脉空虚，贼邪虚邪贼风不泻，或左或右，邪气反缓，正气即急，正气引邪，喎僻不遂。

　　邪在于络，肌肤不仁；邪在于经，即重不胜肢体重滞不易举动；邪入于腑，即不识人；邪入于脏，舌即难言，舌为心之苗，失神者死。口吐涎。（二）

　　仲景第一个指出中经络、中脏腑之分。

　　叶天士阳化内风之说，用"厚味以滋之，酸味以收之，介类以潜之"，更点明了中风病因。张锡纯治"内中风",用镇肝息风汤。

侯氏黑散：治大风，四肢烦重中经则重不胜也，参见上条，心中恶寒不足者。《外台》治风癫。

菊花四十分重用为君。《本经》："治诸风头眩肿痛，目欲脱，泪出。" 白术十分　细辛三分　茯苓三分　牡蛎三分　桔梗八分　防风十分　人参三分　矾石三分　黄芩五分　当归三分　干姜三分　芎䓖三分　桂枝三分

上十四味，杵为散，酒服方寸匕，日一服，初服二十日，温酒调服，禁一切鱼肉大蒜，常宜冷食，六十日止为一个疗程，即药积在腹中不下也。热食即下矣，冷食自能助药力。

寸口脉迟而缓，迟则为寒，缓则为虚。营缓则为亡血失血也，卫缓则为中风。邪气中经，则身痒而瘾疹；血虚受风也，用四物汤加荆芥、防风、蝉衣、白蒺藜、生首乌等可也。心气不足，邪气入中，则胸满而短气。（三）

◎《金匮要略编注二十四卷》：此卫阳气虚而招风中也……盖贼风内入，最怕入心乘胃而成死证。即原文第二条"舌即难言，口吐涎"也。

风引汤：除热瘫痫。

大黄　干姜　龙骨各四两　桂枝三两　甘草　牡蛎各二两　寒水石　滑石　赤石脂　白石脂　紫石英　石膏各六两

上十二味，杵，粗筛，以韦囊盛之，取三指撮，井花水三升，煮三沸，温服一升。治大人风引，少小惊痫瘈疭，日数十发，医所不疗，除热方。巢氏云：脚气宜风引汤。

防己地黄汤：治病如狂状，妄行即行为反常，狂走，独语不休，无寒热无表证，其脉浮阴血不足。

防己一钱　桂枝三钱　防风三钱　甘草二钱

上四味，以酒一杯，浸之一宿，绞取汁，生地黄二斤重用生地黄，咬咀，蒸之如斗米饭久，以铜器盛其汁，更绞地黄汁，和，分再服。

浅田宗伯《杂病论识》："此以狂为中风，后世狂风、风狂、心风等之称，盖有所由。"

心风一词，早见于《素问·风论》："心风之状……善怒吓，赤色，病甚则言不可快。"又名"失心风"，乃癫病别称。

本方以清热凉血为主旨。此血虚生风，故用地黄大量为君养血清热，配防己、防风、桂枝疏风，甘草调和诸药。

头风摩散方

治头部受风寒而痛者。

大附子散寒止痛一枚，炮　盐渗透络脉走血镇痛等分

上二味为散，沐了以温水洗头后以方寸匕已摩疾上，令药力行。

今人武简侯用过，三次而愈。

寸口脉沉肾亏而弱肝血虚，沉即主骨，弱即主筋，沉即为肾，弱即为肝，汗出入水中，如水伤心。心主血脉，如水伤心，犹言水湿伤及血脉。历节黄汗出，关节积水，乃关节疼痛肿胀部位溢出黄水也。非全身性之黄汗也。故曰历节。（四）

跌阳脉浮而滑，滑则谷气实，浮则汗自出。风为阳热之邪，故汗自出。（五）

少阴脉浮而弱，弱则血不足，浮则为风，风血相搏血虚夹风邪也，即疼痛如掣抽也。（六）

盛人形盛也脉涩小，短气，自汗出，至虚有盛候也。气虚为其本，邪之所凑，其气必虚，湿（内）与风（外）也乘虚侵其关节。历节疼，不可屈伸，此皆饮酒汗出当风所致。风湿之故也，内外合邪。（七）

诸肢节疼痛，身体魁羸《医宗金鉴》作"尪羸"。尪，弱也；羸，瘦也。《晋书·李密传》："臣孤苦尪羸之极"，脚肿如脱"谓痛甚也"（浅田宗伯《杂病论识》），头眩短气，温温欲吐，桂枝芍药知母汤主之。（八）

桂枝芍药知母汤方

桂枝四两　芍药三两　甘草二两　麻黄二两　生姜重用散水寒之气五两　白术五两　知母能下水消肿。《本经》："除邪气，肢体浮肿，下水。"四两　防风四两　附子二枚，炮

上九味，以水七升，煮取二升，温服七合，日三服。

味酸则伤筋，筋伤则缓，名曰泄漏泄。筋之用，收缩为主，今缓纵不收，故谓之泄也。咸则伤骨，骨伤则痿，名曰枯干枯。骨之用，滋养为主，骨不得滋养，故谓枯。枯泄相搏，名曰断泄。荣气不通，卫不独行，荣卫慎微，

三焦无所御，四属*"四属者，皮、肉、脂、髓也。"（后藤慕庵《金匮要略方析义》）*断绝，身体羸瘦*据前文更当以"身体尪羸"为是*，独足足关节肿大，黄汗出，胫冷。假令发热，便为历节也。（九）

病历节不可屈伸，疼痛，乌头汤主之。（十）

乌头汤方：治脚气疼痛，不可屈伸。

麻黄　芍药　黄芪各三两　甘草*解川乌毒*三两，炙　川乌五枚，㕮咀，以蜜二升，煎取一升*解川乌毒*，即出乌头

上五味，㕮咀四味，以水三升，煮取一升，去滓，内蜜煎中，更煎之，服七合。不知*知，言有效验，非痊愈之谓也*，尽服之。

矾石汤：治脚气冲心。

矾石二两

上一味，以浆水一斗五升，煎三五沸，浸脚良。

此因湿气上冲。矾石即明矾，有除湿收敛之功，用矾石煎水浸脚，是导湿下行。此亦仲景旧方，原本失载，宋臣因而附之也。

附方

续命，延年之谓也，有却病延年之功。

《古今录验》续命汤：治中风痱《说文解字》："风病也"，身体不能自收持，自己作不了主，掌握不了自己的身体，无所用也。口不能言，冒昧昏蒙不清不知痛处，或拘急，不得转侧。山田业广《九折堂读书记·金匮要略》："又按曰不能，曰不知，曰不得，并形容身体不遂，精神昏昧之状。"姚云：与大续命同，兼治妇人产后出血者及老人小儿。

麻黄　桂枝　当归　人参　石膏　干姜　甘草各三两　芎䓖一两　杏仁四十枚

上九味，以水一斗，煮取四升，温服一升，当小汗，薄覆脊，凭几坐，汗出则愈，不汗更服，无所禁，勿当风。并治但伏不得卧，咳逆上气，面目浮肿。仲景认为内因气血之虚，加外来风邪发病，故补气血而祛风寒之邪。

《千金》三黄汤：治中风手足拘急，百节百，多也。指一身之关节疼痛，烦热心乱，恶寒，经日不欲饮食。

《千金要方·卷八》作"仲景三黄汤"。

麻黄五分　独活四分　细辛二分　黄芪三分　黄芩三分

上五味，以水六升，煮取二升，分温三服，一服小汗，二服大汗。心热加大黄二分，腹满加枳实一枚，气逆加人参三分，悸加牡蛎三分，渴加栝蒌根三分，先有寒加附子一枚。

《近效方》术附汤：治风虚头重眩，苦极，不知食味，暖肌补中，益精气。

白术二两　　附子一枚半，炮去皮　　甘草一两，炙

上三味，剉，每五钱匕，姜五片，枣一枚，水盏半，煎七分，去滓，温服。

术附汤祛寒湿，乃四逆汤去干姜，加白术也。

《外台秘要·卷十五》云：“此本《仲景伤寒论》方。”

崔氏八味丸：治脚气上入，少腹不仁。

干地黄八两　　山茱萸　　薯蓣各四两　　泽泻　　茯苓　　牡丹皮各三两　　桂枝　　附子各一两，炮

上八味，末之，炼蜜和丸，梧子大，酒下十五丸。日再服。

《外台秘要·卷十八》作“张仲景八味丸方”。此本名也。

《千金方》越婢加术汤：治肉极，*脾主肌肉，水湿郁于脾胃而化热，此方发汗行水，兼清内热。*热则身体津脱，腠理开，汗大泄，*此句应为服药后出现之情况。*历风气，下焦脚弱*受风夹水湿者主之。*

麻黄六两　石膏半斤　生姜三两　甘草二两　白术四两　大枣十五枚

上六味，以水六升，先煮麻黄去沫，内诸药，煮取三升，分温三服。恶风加附子一枚，炮。

本方乃麻杏石甘汤去杏仁，加白术、生姜、大枣。

血痹虚劳病脉证并治第六

《易·通卦验》："太阳脉虚，多病血痹。"《灵枢》："邪入于阴，则血痹。"痹者闭也，邪入阴分，则血为之不行，凝涩而为血痹。

问曰：血痹病从何得之？师曰：夫尊荣人谓膏粱人（浅田宗伯《杂病论识》）骨弱肌肤盛，重因疲劳汗出，卧不时动摇，加被微风，遂得之。但以脉自微涩，气虚，血脉不通。在寸口、关上小紧，受风寒。宜针引阳气，令脉和紧主寒邪也去则愈。（一）

血痹阴阳俱微，寸口关上微，尺中小紧，外证身体不仁，如风痹状，黄芪桂枝五物汤主之。（二）

黄芪桂枝五物汤方

黄芪三两　芍药三两　桂枝三两　生姜六两　大枣十二枚

上五味，以水六升，煮取二升，温服七合，日三服。一方有人参。

夫男子平人言形若无病者，脉已有病矣，脉大大而无力，气虚之极为劳，极虚亦为劳。（三）

男子面色薄面色淡白而无华者，主渴阴血不足也及亡血，卒同"猝"喘五脏之损，穷必及肾也，肾不纳气故也悸心主血脉，血不养心故也，脉浮虚浮也者，里虚也。（四）

男子脉虚沉弦，无寒热，短气里急，小便不利，面色白，时日瞑目不明也（尤在泾），兼衄，少腹满，此为劳使之然。（五）

虚劳病见到沉取带弦而无力的脉象，乃肝血虚，脾气亦虚，以无寒热、面白、时目瞑、兼衄，是肝脾血虚所致；短气、里急、小便不利、少腹满，是脾气虚不能运化水湿。凡此脉症，皆属虚劳，故仲景云："此为劳使之然。"

劳之为病，其脉浮大，手足烦，春夏剧，秋冬差，
《素问》所谓"耐冬不耐夏也"。阴寒精自出滑精也，酸削
两腿酸痛消瘦不能行。（六）

男子脉浮弱而涩，主阴阳两虚，精亏也。为无子，精
气清冷。一作冷。（七）

◎《金匮要略编注二十四卷》：此以脉断无子也，男
精女血，盛而成胎，然精盛脉亦当盛，若浮弱而涩者，浮
乃阴虚，弱为真阳不足，涩为精衰，阴阳精气皆为不足，
故为精气清冷，则知不能成胎，谓无子也。盖有生而不
育者，亦是精气清冷所致，乏嗣者可不知之而守养精气
者乎。

精血大伤，阴损及阳之证叠出也。

夫失精家，少腹弦急，阴头寒，目眩一作目眶痛，发
落。脉极虚芤迟，主精气大伤，精血真阳均虚损。为清
谷、亡血、失精。脉得诸芤主虚动夹有相火微紧主寒，男
子失精，女子梦交，精血大伤，阴损及阳，诸证叠出。桂

枝加龙骨牡蛎汤主之。（八）

桂枝加龙骨牡蛎汤方：《小品》云：虚弱浮热汗出者，除桂，加白薇、附子各三分，故曰二加龙骨汤。

桂枝　芍药　生姜各三两　甘草二两　大枣十二枚　龙骨　牡蛎各三两

上七味，以水七升，煮取三升，分温三服。

◎《医宗金鉴》：失精家，谓肾阳不固精者也；少腹弦急，虚而寒也；阴头寒，阳气衰也；目眩，精气亏也；发落，血本竭也。若诊其脉极虚而芤迟者，当知极虚为劳，芤则亡血，迟则为寒，故有清谷，亡血，失精之证也……通举男女失精之病，而用桂枝龙骨牡蛎汤者，调阴阳和营卫，兼固涩精液也。

天雄散方

天雄附子独颗大者名天雄。如无天雄，可以附子代之，本一物也三两，炮　白术八两　桂枝六两　龙骨三两

上四味，杵为散，酒服半钱匕，日三服，不知，稍增之。

男子平人，脉虚弱细微者，善盗汗饭田鼎《金匮要略

考证》：“善盗汗之善，与善呕、善忘之善同义，宜训数”也。（九）

◎《金匮要略心典》：平人，不病之人也，脉虚弱细微，则阴阳俱不足矣，阳不足者不能固，阴不足者不能守，是其人必善盗汗。

人年五六十，其病脉大脉大为劳，虚大也者，痹侠背行指脊柱两旁肌肤有麻木感，若同“或”肠鸣，马刀瘰疬之别名、侠瘿瘿同缨，《说文解字》：“缨，冠系也。”结缨之所生出瘰疬，在颈侧也者，皆为劳得之。（十）

◎《金匮玉函经二注》：人生五十始衰，六十天癸竭，则已精少肾衰矣，使复有动作，遂令阳虚而邪得以客之，痹太阳经道，盖太阳行于背者也，经谓阳气者精以养神，柔以养筋，开阖不得，寒气从之，乃生大偻，故病痹侠背行也。又云，中气不足，肠为之苦鸣，至陷脉为瘘，留连肉腠，为马刀、侠瘿。瘿者，即瘰疬也，以其形长如蛤，为马刀，或在耳前后，连及颐颔头，或下连缺盆，以及胸胁，皆为之马刀，此手足少阳经主之也。总以动作忿怒忧恚，气郁过甚，而为风邪内凑，故其脉则大而举按不实，其因则劳而元气不足，仲景言之，恐后人复疑为有余而误攻其邪耳。

脉沉小迟，名脱气，其人疾行急步也则喘喝《正字通》："喝，气塞不得言，喉中声也"，手足逆寒，阳虚生外寒。腹满，脏寒生满病。甚则溏泄，火不生土，脾肾阳虚。食不消化也。（十一）

◎《医宗金鉴》：脉沉细迟，则阳大虚，故名脱气。脱气者，谓胸中大气虚少，不充气息所用，故疾行喘喝也，阳虚则寒，寒盛于外，四末不温，故手足逆冷也。寒盛于中，故腹满溏泄，食不消化也。

脉弦而大，弦则为减"减，损也"（后藤慕庵《金匮要略方析义》），大则为芤，减则为寒，芤则为虚，虚寒相搏，此名为革外强中空，如按鼓皮，主精血亏损。"革脉，其状弦大如鼓皮中空，故名曰革"（后藤慕庵《金匮要略方析义》）。妇人则半产漏下，男子则亡血失精。（十二）

虚劳里急，腹里拘急。《诸病源候论》虚劳里急候云："劳伤内损，故腹里拘急也。"悸，衄，腹中痛，梦失精，四肢酸疼，手足烦热，咽干口燥，小建中汤主之。
（十三）

小建中汤方

桂枝三两，去皮　甘草三两，炙　大枣十二枚　芍药六
两　生姜三两　胶饴一升

上六味，以水七升，煮取三升，去滓，内胶饴，更
上微火消解，温服一升，日三服。呕家不可用建中汤，以甜
故也。

◎《金匮要略直解》：里急腹中痛，四肢酸疼，手足
烦热，脾虚也；悸，心虚也；衄，肝虚也；失精，肾虚
也；咽干口燥，肺虚也。此五脏皆虚，而土为万物之母，
故先建其脾土……使荣卫流行，则五脏不失权衡而中气斯
建矣。

虚劳里急，诸不足，言本方用途广泛。黄芪建中汤
主之。于小建中汤内加黄芪一两半，余依上法。气短胸满者加生
姜；腹满者去枣，加茯苓一两半；及疗肺虚损不足，补气加半夏三两。
（十四）

虚劳腰痛，少腹拘急，小便不利者，八味肾气丸铃木
良知《医海蠡测》："肾气丸，药合八味，故一名八味丸。"

主之。方见脚气中。（十五）

肾气丸方

干地黄八两　山药　山茱萸各四两　泽泻　牡丹皮　茯苓各三两　桂枝　附子各一两，炮

上八味末之，炼蜜和丸梧子大，酒下十五丸，加至二十五丸，日再服。

◎《金匮要略心典》：下焦之分，少阴主之，少阴虽为阴脏，而中有元阳，所以通经脏，行阴阳，司开合者也。虚劳之人，损伤少阴肾气，是以腰痛，小腹拘急，小便不利。程氏所谓肾间动气已损者是矣。八味肾气丸补阴之虚，可以生气，助阳之弱，可以化水，说得最妙！点出肾气丸之真正作用。乃补下治下之良剂也。

虚劳诸不足，与黄芪建中汤方证同，说明薯蓣丸可治很多疾病。风气百多也疾，薯蓣丸主之。（十六）

薯蓣丸方

薯蓣三十分　当归　桂枝　曲　干地黄　豆黄卷各十分　甘草二十八分　芎劳　麦门冬　芍药　白术　杏仁各六分　人参七分　柴胡　桔梗　茯苓各五分　阿胶七分　干姜三分　白敛二分　防风六分　大枣百枚，为膏

上二十一味，末之，炼蜜和丸，如弹子大，空腹酒服一丸，一百丸为剂。

《千金》薯蓣丸少阿胶，多鹿角胶、黄芩二味。

◎《金匮要略方论本义》：盖人之元气在肺，元阳在肾，既剥削则难于遂复矣，全赖后天之谷气资益其身，是营卫非脾胃不能宣通，而气血非饮食无由平复也，仲景故为虚劳诸不足而带风气百疾立此薯蓣丸之法。方中以薯蓣为主，专理脾胃，上损下损，至此可以撑持，以人参、白术、茯苓、干姜、豆黄卷、大枣、神曲、甘草助之，除湿益气，而中土之令得行矣。以当归、芎䓖、芍药、地黄、麦冬、阿胶养血滋阴，以柴胡、桂枝、防风升邪散热，以杏仁、桔梗、白敛下气开郁，惟恐虚而有热之人，滋补之药，上拒不受，故为散其邪热，开其逆郁，而气血平顺，补益得纳，亦至当不易之妙术也，勿以其迂缓而舍之，王道无近功，欲速则不达，圣人言之详矣。

◎何某，男，40岁。患虚劳有年，咳嗽痰少，食欲不振，体重减轻，精神疲倦，手足烦热，舌淡无苔，脉象细弱，经 X 线照片，诊断为浸润型肺结核，曾口服雷米封，肌注链霉素，病情得以稳定。脉症如上，此肺脾劳伤，气血虚损，拟健脾理肺，益气补血，用薯蓣丸：西党参 15 克，白术 10 克，茯苓 10 克，干地 15 克，当归 10 克，白芍 10 克，麦冬 10 克，柴胡 10 克，杏仁 10 克，桔梗 10 克，黄豆卷 12 克，炙草 6 克，大枣 5 克，去麦曲、桂枝、干姜、川芎、防风、白敛，加鳖甲 15 克，百部 12 克，川贝 6 克，百合 10 克，知母 6 克，桑皮 10 克，文火浓煎去滓，再下淮山末 30 克，胎盘粉 30 克，阿胶 10 克，冰糖 30 克，白蜜 30 克，和匀熬膏，每服二汤匙，日三服。调理年余，X 线复查肺部病灶钙化，身体亦渐康复。（《金匮要略浅述》）

虚劳虚烦不得眠，因虚而烦，因烦而不得眠也。酸枣仁汤主之。（十七）

酸枣仁汤方

酸枣仁二升　甘草一两　知母二两　茯苓二两　芎䓖二两　《深师》有生姜二两。

上五味，以水八升，煮酸枣仁，得六升，内诸药，煮取三升，分温三服。

五劳五脏之劳也虚极羸瘦，腹满"正气内伤，血脉凝结，致有干血积于中"（程林《金匮要略直解》）不能饮食

"用其方而导去其胃中之血，以纳谷而流通营卫"（《医门法律》），食伤、忧伤、饮伤、房室伤、饥伤、劳伤、经络荣卫气伤，内有干血，肌肤甲错，*为内有干血的外候，即皮肤粗糙，干燥，呈褐色，如鳞甲交错状。*两目黯黑。缓中补虚*腹中补虚腹满不能饮食得到缓解；干血去，新血生，达到补虚之功效，故名"缓中补虚"也*，大黄䗪虫丸主之。（十八）

大黄䗪虫丸方

大黄十分，蒸　黄芩二两　甘草三两　桃仁一升　杏仁一升　芍药四两　干地黄十两　干漆一两　虻虫一升　水蛭百枚　蛴螬一升　䗪虫半升

上十二味，末之，炼蜜和丸小豆大，酒饮服五丸，日三服。*峻剂丸服，意在缓攻。*

◎《金匮要略直解》：此条单指内有干血而言。夫人或因七情，或因饮食，或因房劳，皆令正气内伤，血脉凝积，致有干血积于中，而虚羸见于外也。血积则不能以濡肌肤，故肌肤甲错，不能以营于目，则两目黯黑，与大黄䗪虫丸以下干血，干血去，则邪除正旺，是以谓之缓中补虚，非大黄䗪虫丸能缓中补虚也。《金匮要略心典》：虚劳证有夹外邪者，如上所谓风气百疾是也。有夹瘀郁者，则

此所谓五劳诸伤内有干血者是也。夫风气不去，则足以贼正气而生长不荣；干血不去，则足以留新血而渗灌不周，故去之不可不早也。此方润以濡其干，虫以动其瘀，通以去其闭，而仍以地黄、芍药、甘草和养其虚，攻血而不专主于血，一如薯蓣丸之去风而不着意于风也。喻氏曰：此世俗所称干血劳之良治也。

附方

《千金翼》炙甘草汤一云复脉汤：治虚劳不足，汗出而闷，脉结悸《千金翼方》作"脉结心悸"，行动如常，不出百日，危急者十一日死《千金翼方》作"二十一日死"。

甘草四两，炙　桂枝　生姜各三两　麦门冬半升　麻仁半升　人参　阿胶各二两　大枣三十枚　生地黄一斤

上九味，以酒七升，水八升，先煮八味，取三升，去滓，内胶消尽，温服一升，日三服。

《千金翼方》卷十五又云："越公杨素，因患失脉，七日服五剂而复。"

《肘后》獭肝散：治冷劳虚劳之证属寒性者，又主鬼疰似现之肺结核也。《肘后方·卷一》："即五尸之中尸注，

又夹诸鬼邪为害也……使人寒热……以致于死，死后复传之旁人，乃至灭门。"疰，刘熙《释名》："注，注也，相灌注也。"即注之从疒者一门相染。

獭肝一具

炙干末之，水服方寸匕，日三服。

肺痿肺痈咳嗽上气病脉证治第七

肺痿：肺叶萎缩也。《诸病源候论》作肺萎，知痿、萎通用。

肺痈：《脉经》："脓在胸中者，为肺痈是也。"

咳嗽上气：《周礼·天官》疾医职云："嗽上气。"郑玄注："上气，逆喘也。"

问曰：热在上焦者，因咳为肺痿。肺痿之病，从何得之？师曰：或从汗出，或从呕吐，或从消渴，小便利数，或大便难，又被快药攻下之药。《南史》姚僧垣曰："大黄快药"下利，重亡津液，故得之。

曰：寸口脉数，其人咳，口中反有浊唾涎沫喜多村直宽《金匮要略疏义》："涎唾乃浊唾涎沫，即今之稠痰也。"喜多村直宽《金匮玉函要略方论二刘合注》："盖古所谓沫者，*即今之痰涎，不必是白沫*”者何？师曰：为肺痿之病。若口中辟辟*浅田宗伯《杂病识论》：“辟，擘同，折裂也。辟辟，干燥貌。”*燥，咳即胸中隐隐痛，脉反滑数，*肺痿与肺痈虚实不同，脉亦必不同，而数脉则同，故曰反。滑数，痰热也。*此为肺痈，咳唾脓血。

　　脉数虚者为肺痿，数实者为肺痈。（一）

　　问曰：病咳逆，脉之，何以知此为肺痈？当有脓血，吐之则死，其脉何类？师曰：寸口脉微而数，*微验之临床，脉微有理。其病初起，风邪有向外发扬之势则脉浮，*微者，*风邪留舍于肺而不能外达矣则为风，*数则为热；微则汗出，数则恶寒。风中于卫，呼气不入；*《医门法律》：“风初入卫，当随呼气而出，不能深入，所伤者不过在于皮毛。”*热过*浅田宗伯《杂病论识》：“过字当作至字看。《吕氏春秋·异宝》‘伍员过于吴’，注云：过犹至也。”*于荣，吸而不出。风伤皮毛，热伤血脉。风舍于肺，其人则咳，口干喘满，咽燥不渴，多唾浊沫，时时振寒。热之所过，血为之凝滞，蓄结痈脓，吐如米粥*形容所出之脓也。*始萌可救，脓成则死。（二）

　　◎《医门法律》：肺痈之脉，既云滑数，此复云微数者，非脉之有不同也。浮数者，已成之脉，微数者，初起之因也。初起以左右三部脉微，知其卫中于风而自汗；左右三部脉数，知为营吸其热而畏寒。然风初入卫，尚随呼气而出，不能深入，所伤者不过在于皮毛。皮毛者肺之合也，风由所合，以渐舍肺俞，而咳唾振寒，兹时从外入者，从外出之易易也。若夫热过于营，即随吸气深入不出，而伤其血脉矣。卫中之风，得营中之热，留恋固结于肺叶之间，乃致血为凝滞，以渐积为痈脓，是则有形之败浊必从泻肺之法而下驱之，若得其毒随驱下移入胃入腹入肠，再一驱即尽去不留矣，安在始萌不救，听其脓成而致肺叶腐败耶？

上气，面浮肿，肩息，其脉浮大，不治。又加利，中气绝也。肺之生气绝矣！尤甚。（三）

本条类似于现今之肺心病、心衰。

上气，喘而躁者，属肺胀，欲作风水，发汗则愈。（四）

以上二条均为"上气"，一虚一实，虚者"不治"，而实者"发汗则愈"，说明治喘证，必先别虚实也。

肺痿吐涎沫而不咳者，其人不渴，必遗尿，小便数。所以然者，以上虚不能制下故也。此为肺中冷，必眩，多涎唾，甘草干姜汤以温之。若服汤已渴者，属消渴。（五）

因小便数，又有虚热，服甘草干姜汤后口渴，非虚寒可知。故云属消渴。

甘草干姜汤方

甘草四两，炙　干姜二两，炮

上㕮咀，以水三升，煮取一升五合，去滓，分温再服。

◎《医宗金鉴》：咳而不吐涎沫者，肺燥咳也；咳而吐涎沫者，肺热痿也。若似肺痿之吐涎沫而不咳者，此为肺中有冷饮，非为肺中成热痿也。肺中冷，则其人必不渴，遗尿、小便数、头眩、多涎唾。所以然者，以上焦阳虚，不能约制下焦阴水，下焦之水泛上而唾涎沫，用甘草干姜汤以温散肺之寒饮也。亦培土生金法也，甘草、干姜均入脾胃经，虚则补其母。

◇刘君：30岁，小学教师。患遗尿证甚久，日则间有遗出，夜则数遗无间，良以为苦。医咸以为肾气虚损……细诊其脉，右部寸关皆弱，舌白润无苔，口淡、不咳、唾涎，口纳略减。小便清长而不时遗，夜为甚，大便溏薄，审系肾脾肺三脏之病。但补肾温脾之药，服之屡矣，所未服者肺经之药耳……景岳说：小水虽利于肾，而肾上连肺，若肺气无权，则肾水终不能摄，故治水者必先治气，治肾者必先治肺。本证病缘于肾，因知有温肺化水之治法。又甘草干姜汤证原有治遗尿之说，更为借用有力之依据。遂疏予甘草干姜汤。炙甘草八钱，干姜三钱，炮透，一日二贴。三日后，尿遗大减，涎沫亦稀，再服五日而诸症尽除。然以八日服药十六贴，竟愈此难治之证，诚非始料所及。（《广东中医》1962，9：13）

　　咳而上气，喉中水鸡声，水鸡，田鸡，蛙之俗称。形容喉间痰鸣声连连不绝，犹如水鸡之声。名古屋玄医《金匮要略注解》："水鸡，蛙也。此症本有火，为寒见郁上逆克肺，故咳上气，喉中水鸡声。"此说极是。射干麻黄汤主之。（六）

　　1973年余治沈金田哮喘发作，喉中水鸡声，舌苔黄，用射干麻黄汤原方三剂而瘥。乃慢性支气管炎（本有火）受风寒后，急性发作也。

射干麻黄汤方

射干十三枚。一法三两　麻黄四两　生姜四两　细辛三两　紫菀三两　款冬花三两　五味子半斤　大枣七枚　半夏大者八枚，洗。一法半升

上九味，以水一斗二升，先煮麻黄两沸，去上沫，内诸药，煮取三升，分温三服。

方中重用生姜发散风寒，合大枣调和营卫。

◎冯某，7月21日，自去年初冬始病咳逆，倚息，吐涎沫，自以为痰饮。今诊得两脉浮弦而大，舌苔腻，喘息时胸部间作水鸡之声。肺气不得疏畅，当无可疑。昔人以麻黄为定喘要药，今拟用射干麻黄汤。射干四钱，净麻黄三钱，款冬花三钱，紫菀三钱，北细辛二钱，制半夏三钱，五味子二钱，生姜三片，红枣七枚，生远志四钱，桔梗五钱。拙巢注：愈。（《经方实验录》中卷）

咳逆上气，时时吐浊痰也，但坐不得眠，皂荚丸主之。（七）

皂荚丸方

皂荚八两，刮去皮，用酥炙

上一味，末之，蜜丸梧子大，以枣膏和汤取三丸，日

三夜一服。

◎余尝自病痰饮，喘咳吐浊，痛连胸胁，以皂荚大者四枚炙末，盛碗中，调赤砂糖，间日一服，连服四次，下利，日二三度，痰涎与粪俱下，有时竟全是痰液，病愈后，体亦大亏，于是知皂荚之攻消甚猛，全赖枣膏调剂也。夫甘遂之破水饮，葶苈之泻肺胀，与皂荚之消胶痰，可称鼎足而三。惟近人不察，恒视若鸠毒，弃良药而不用，伊谁之过软？（《经方实验录》中卷）

咳而脉浮者，厚朴麻黄汤主之。（八）

本条之上，可加"大逆上气，胸满，喉中如有水鸡声"数句。（据《千金要方》咳嗽门）

厚朴麻黄汤方

厚朴五两　麻黄四两　石膏如鸡子大　杏仁半升　半夏半升　干姜二两　细辛二两　小麦一升　五味子半升

上九味，以水一斗二升，先煮小麦熟，去滓，内诸药，煮取三升，温服一升，日三服。

本方乃麻杏石甘汤去甘草，加厚朴降气，半夏、干姜、细辛、五味子化饮止咳，小麦养心，和中缓急也。全方治外感风寒化热，更有痰饮上气之证。

脉沉者，泽漆汤主之。（九）

本条之上宜加"上气，胸中引胁痛，胸中有水气"数句。据《脉经·卷三》《千金要方》咳嗽门补。

泽漆汤方

半夏半升　紫参五两。一作紫菀《千金要方》亦作紫苑，为是　泽漆《本草纲目》言即"猫儿眼睛草"三斤，以东流水五斗，煮取一斗五升　生姜五两　白前五两　甘草　黄芩　人参　桂枝各三两

上九味，㕮咀，内泽漆汁中，煮取五升，温服五合，至夜尽。

大逆上气，咽喉不利，止逆下气者，麦门冬汤主之。（十）

麦门冬汤方

麦门冬七升　半夏一升　人参三两　甘草二两　粳米三合　大枣十二枚

上六味，以水一斗二升，煮取六升，温服一升，日三夜一服。

◎外祖母李氏，女，75岁。1981年1月22日初诊。

高年形瘦体弱、素来不禁风寒、不耐劳作。稍受外感则每易发热咳嗽，稍有劳累则必定气喘息促。半月前因外感发热咳嗽，未得及时治疗，迁延时日，至今虽外邪自解，但口干咽燥，气喘息促，咳嗽频繁，吐出大量白色涎沫。面色萎黄，纳食少进，口淡乏味，精神疲惫，卧床不起，脉虚缓，舌质淡红少苔。此属肺痿之证，气阴两伤。治拟《金匮要略》麦门冬汤培土生金，以降冲逆。处方：麦冬12克，党参12克，制半夏6克，炙甘草10克，大枣七枚，茯苓10克，粳米一把（自加）1月25日复诊：服药三剂，纳食增加，口干、咳嗽大有转机，精神好转，已能起床活动。然仍面色萎黄，脉缓右关虚大，苔薄而略干。脾气大虚，胃阴亦伤，再用前方加山药12克，炙黄芪10克，服七剂后，诸证悉除，已能操持家务。（《浙江中医学院学报》1982，2：24）

肺痈，喘不得卧，葶苈大枣泻肺汤主之。（十一）

葶苈大枣泻肺汤方

葶苈熬令黄色，捣丸如弹子大　大枣十二枚

上先以水三升，煮枣取二升，去枣，内葶苈，煮取一升，顿服。

◎《医宗金鉴》：肺痈者，谓口中辟辟干燥，胸中隐隐作痛，脉数实也，而更加喘不得卧，是邪壅肺甚急，故以葶苈大枣泻肺汤，大苦大寒，峻泻肺邪，恐稍迁延，脓成则死矣。

咳而胸满《集韵》："满，莫因切，意闷，同懑"，振寒脉数，咽干不渴，时出浊唾腥臭，久久吐脓如米粥者，久久，已到溃脓期，故用桔梗汤排脓。吐脓如米粥者，已成脓也。为肺痈，桔梗汤主之。（十二）

桔梗汤方：亦治血痹。

桔梗一两　甘草二两

上二味，以水三升，煮取一升，分温再服，则吐脓血也。

本方甘草倍于桔梗，以肺痈已成，正伤毒溃，故宜解毒扶正排脓也。此方虽小，但用量当重，方能奏功。

◎《医宗金鉴》：咳而胸满，振寒脉数，咽干不渴，时出浊唾腥臭，久久吐脓如米粥者，此为肺痈证也。肺痈尚未成脓，实邪也，故以葶苈之剂泻之；今已溃后，虚邪也，故以桔梗之苦，甘草之甘，解肺毒排痈脓也，此治已成肺痈，轻而不死者之法也。

咳而上气，此为肺胀古病名也。肺气胀满，当属实证，其人喘，目如脱状，目睛胀突，有如脱出之状。脉浮大者，在表在上，属实属热。越婢加半夏汤主之。（十三）

越婢加半夏汤方

麻黄六两　　石膏半斤　　生姜三两　　大枣十五枚　　甘草二两　　半夏半升

上六味，以水六升，先煮麻黄，去上沫，内诸药，煮取三升，分温三服。

治肺感风热，更有痰水，故用此方。麻黄配石膏发越在肺之风热，且平其喘，半夏、生姜祛其痰水，甘草、大枣调和诸药也。

◎《金匮要略心典》：外邪内饮，填塞肺中，为胀，为喘，为咳而上气。越婢汤散邪之力多，而蠲饮之力少，故以半夏辅其未逮。不用小青龙者，以脉浮且大，病属于阳热，故利辛寒，不利辛热也。目如脱状者，目睛胀突，如欲脱落之状，壅气使然也。

肺胀，咳而上气，烦躁主实热也。故加石膏而喘，脉

浮者，心下有水，故用小青龙汤。小青龙加石膏汤主之。（十四）

小青龙加石膏汤方：《千金》证治同，外更加胁下痛引缺盆。即胸胁痛也。

麻黄　芍药　桂枝　细辛　甘草　干姜各三两　五味子　半夏各半升　石膏二两

上九味，以水一斗，先煮麻黄，去上沫，内诸药，煮取三升。强人服一升，羸者减之，日三服，小儿服四合。小儿剂量为成人量之三分之一强，有道理，太少亦无效。

附方

《外台》炙甘草汤：治肺痿涎唾多，心中温温液液者。方见虚劳中。

浅田宗伯《杂病论识》：温温与嗢嗢同，欲吐貌。液与奕通。《诗》："忧心奕奕。"疏云"忧则游心不定"是也。

山田正珍《金匮要略集成》：液液即奕奕，同音通用也。《韵会》液字注云：《尔雅》：奕也。《诗》："忧心奕奕。"

《外台秘要·卷十七》肺痿门炙甘草汤，其方中用大枣四十枚;《伤寒论》《千金翼方》作三十枚，乃仲景方中用大枣最多者。

《千金》甘草汤：治肺痿涎唾多，出血，心中温温液液。

甘草二两（原书治症和药量缺、徐榕据千金方补入）

上一味，以水三升，煮减半，分温三服。

《千金要方》肺痿门本方"治肺痿涎唾多，出血，心中温温液液者。"

《千金》生姜甘草汤：治肺痿，咳唾涎沫不止，咽燥而渴。

生姜五两　人参三两　甘草四两　大枣十五枚

上四味，以水七升，煮取三升，分温三服。

本方补脾肺，化痰涎，故重用生姜至五两。

《千金》桂枝去芍药加皂荚汤：治肺痿吐涎沫。

桂枝三两　生姜三两　甘草二两　大枣十枚　皂荚一枚，去皮子，炙焦

上五味，以水七升，微微火煮取三升，分温三服。

《千金衍义》"肺痿"作"肺痈"。有一定道理，肺痈是实证，故用皂荚峻攻其痰浊。肺痿是虚证、热证，恐不适宜。

《外台》桔梗白散：治咳而胸满，振寒，脉数，咽干不渴，时出浊唾腥臭，久久吐脓如米粥者，为肺痈。

桔梗　贝母各三分　巴豆一分，去皮，熬，研如脂

上三味为散，强人饮服半钱匕，羸者减之。病在膈上者吐脓血，膈下者泻出，若下多不止，饮冷水一杯则定。

本条与前桔梗汤条，治证同而方药异。桔梗汤治肺痈轻证，本方即《伤寒论》太阳篇三物白散，治肺痈重证。方中以桔梗宣肺排脓，贝母清热化痰，软坚散结，巴豆泻脓，治肺痈有捷效，适用于肺痈已成而正不虚者。用量当以0.5克至1克为宜。

《千金》苇茎汤：治咳有微热，烦满，胸中甲错，胸中皮肤粗糙如鳞甲交错状。是瘀血之外候也。是为肺痈。

苇茎二升　薏苡仁半升　桃仁五十枚　瓜瓣《圣惠方》作"甜瓜子"，一般用冬瓜子，亦有用丝瓜子者。（《张聿青医案》）半升

上四味，以水一斗，先煮苇茎，得五升，去滓，内诸药，煮取二升，服一升，再服，当吐如脓。

苇茎：即芦苇之嫩茎，味甘性寒，清肺解毒，止咳排脓，"善治肺痈，吐脓血臭痰"。（《本经逢源》）现多用芦根。

《外台秘要》肺痈门，引《古今录验》疗肺痈苇茎汤，作"剉苇一升"，方后注："仲景《伤寒论》云：苇叶切二升。"

苇茎、芦根、苇叶性味相同，功效相似，均可入药，可作药理研究，可大量节约药材。

肺痈胸满胀，一身面目浮肿，鼻塞清涕出，不闻香臭酸辛，咳逆上气，喘鸣迫塞，葶苈大枣泻肺汤主之。方见上。三日一剂，可至三、四剂，此先服小青龙汤一剂乃进。小青龙汤方见咳嗽门中。（十五）

本方所称之肺痈，当是壅塞之壅。《素问·大奇论》："肺之雍（同"壅"），喘而两胠满。"

◎《金匮要略心典》：此方原治肺痈喘不得卧，此兼面目浮，鼻塞清涕，则肺有表邪宜散，故先服小青龙汤一剂乃进。

奔豚气病脉证治第八

奔豚：白水栋《金匮要略方论衬注》："其以奔豚名之者，状其证之暴猝也。"

喜多村直宽《金匮要略疏义》："《尔雅》释兽：'豚，小豕也'。豚，直走而不能回首者也。故气息迫上，自少腹冲心，殆如豚奔走之状。"

汪昂："奔豚者，肾之积名也。发于少腹，上至心下，若豚状，乃肾气发动有似乎奔豚之状，非真脐下有积如豚也。"

师曰：病有奔豚，有吐脓，东方肝木，病发惊骇。肝藏血，惊则血凝，瘀热为脓。有惊怖受惊吓恐怖也，有火邪指烧针，此四部病，皆从惊发得之。

师曰：奔豚病，从少腹起，上冲咽喉，发作欲死，复

还止，指上冲之气复返于下，便平复如常人了。皆从惊恐得之。（一）

◎《金匮要略心典》：前云惊发，此兼言恐者，肾伤于恐，而奔豚为肾病也。豚，水畜也；肾，水脏也。肾气内动，上冲胸喉，如豚之奔，故名奔豚。亦有从肝病得者，以肝肾同处下焦，而其气并善上逆也。

奔豚气上冲胸，腹痛，少腹疼也，由此上冲发病。往来寒热，奔豚汤主之。（二）

1973 年余治嘉兴凤桥乡农民秦阿大每发奔豚，均手扪少腹。

以病名汤，主治奔豚病也。亦说明奔豚病从肝得之者多。肝主藏血，冲又为主海，血虚肝郁化火，故其气能循冲脉上逆也。

奔豚汤方

甘草　芎䓖　当归各二两　半夏四两　黄芩二两　生葛五两　芍药二两　生姜四两　甘李根白皮一升

上九味，以水二斗，煮取五升，温服一升，日三夜一服。气逆上奔，病势较急，故昼夜服药。

方中用小柴胡汤去柴胡，不欲其升也，去参、枣，不欲其补也，加归、芍、芎益血调气，加生葛清热，甘李根白皮专治奔豚也。李根皮大寒，入肝经，清热降逆。

◎《金匮要略心典》：此奔豚气之发于肝邪者。往来寒热，肝脏有邪气而通于少阳也；肝欲散，以姜、夏、生葛散之；肝苦急，以甘草缓之；芎、归、芍药理其血；黄芩、李根下其气，桂、苓为奔豚主药而不用者，病不由肾发也。

发汗后，烧针令其汗，针处被寒，核起而赤者，必发奔豚，气从少腹上至心，灸其核上各一壮，与桂枝加桂汤主之。（三）

桂枝加桂汤方

桂枝五两　芍药三两　甘草二两，炙　生姜三两　大枣十二枚

上五味，以水七升，微火煮取三升，去滓，温服一升。

此乃桂枝汤原方，更加桂二两也。古时桂枝、肉桂未分也。唐《新修本草》云："小嫩枝皮，肉多而半卷，中必皱起，其味辛美，一名肉桂，亦名桂枝，一名桂心。"

发汗后，脐下悸者，欲作奔豚，茯苓桂枝甘草大枣汤

主之。

茯苓桂枝甘草大枣汤方

茯苓半斤　甘草二两,炙　大枣十五枚　桂枝四两

上四味,以甘澜水一斗,先煮茯苓,减二升,内诸药,煮取三升,去滓,温服一升,日三服。甘澜水法:取水二斗,置大盆内,以杓扬之,水上有珠子五六千颗相逐,取用之。使水分子结构有变化,水较甘甜,能益脾胃而祛水气也。

胸痹心痛短气病脉证治第九

山田正珍《金匮要略集成》："闭塞而痛谓之痹。"

喜多村直宽《金匮要略疏义》："短气即胸痹中一证……胸痹、心痛二证相似，其药亦可互通用……惟短气则二证所共同，而今为篇题，特属蛇足耳。"

师曰：夫脉当取太过不及，脉象盛于正常的为太过，不足于正常的为不及。太过主邪盛，不及主正虚。此察色按脉，先别阴阳也。阳微阴弦，即胸痹而痛，所以然者，责求责其极虚也。今阳虚，知在上焦，所以胸痹、心痛者，以其阴弦主寒，主饮，主痛故也。（一）

阳虚阴寒盛，故发生胸痹心痛，实则二病应合看。

◎《金匮要略心典》：阳微，阳不足也；阴弦，阴太过也。阳主开，阴主闭，阳虚而阴干之，即胸痹而痛。痹者，闭也。夫上焦为阳之位，而微脉为虚之甚，故曰责其极虚。以虚阳而受阴邪之击，故为心痛。

平人无寒热，短气胸痹心痛中的一个症不足以息者，实也。（二）

◎《金匮要略心典》：平人，素无疾之人也。无寒热，无新邪也，而乃短气不足以息，当是里气暴实，或痰或食或饮，碍其升降之气而然。盖短气有从素虚宿疾而来者，有从新邪暴遏而得者，二端并否，其为里实无疑。此审因察病之法也。

2005年8月14日午，余在台北莲花阁素食过多，又到方宇书先生家喝茶、吃水果太多，天又较闷热，下午四点钟左右，自觉胸闷颇甚，有短气之感，此乃食阻气机之里实证也。不活动、吃、坐故也。故与何永庆、王青玮说，人是动物，要活动才对！亦正如名古屋玄医《金匮要略注解》云："假令饱食则胸间壅塞，气不接续而短气，此其证也。"

香川太冲《行医余言》："少气者，言气息微少不足以言也。短气者，气息迫促不足以息也。"可从。是少气与短气宜分辨也。

胸痹之病，喘息咳唾，胸背痛，短气，寸口脉沉而迟心阳虚，关上小紧数中焦有痰饮，栝蒌薤白白酒汤主之。（三）

栝蒌薤白白酒汤方

栝蒌实一枚，捣仁必须捣　薤白半斤　白酒糯米酿造之酒也。一曰清酒也。张路玉："白酒熟谷之液。色白上通于胸中。使佐药力，上行极而下耳。"七升。

上三味，同煮，取二升，分温再服。

本方具有通阳散结，豁痰下气的作用，方中栝蒌实，即现今处方之全栝蒌，应为栝蒌皮、栝蒌仁各一半，功专宽胸涤痰；薤白疏滞散结；白酒通阳宣痹，善行以助药势。

◎《金匮要略论注》：此段实注胸痹之证脉，后凡言胸痹，皆当以此概之。但微有参差不同，故特首揭以为胸痹之主证、主脉、主方耳。

◇病者但言胸背痛，脉之沉而涩，尺至关上紧，虽无喘息咳吐，其为胸痹则确然无疑。问其业，则为缝工；问其病因，则为寒夜伛偻制裘，裘成稍觉胸闷，久乃作痛。予即书瓜蒌薤白白酒汤授之。方用瓜蒌五钱，薤白三钱，

高粱酒一小杯。二剂而痛止。(《金匮发微》)

胸痹不得卧，心痛彻"达"(《广韵》)背者，栝蒌薤白半夏汤主之。(四)

栝蒌薤白半夏汤方

栝蒌实一枚　薤白三两　半夏半斤　白酒一斗

上四味，同煮，取四升，温服一升，日三服。

◎《金匮要略论注》：此贯以胸痹，是喘息等证，或亦有之也。加以不得卧，此支饮之兼证……故即前方加半夏，以去饮下逆。

胸痹心中胸中痞，留气结在胸，病机为胸中气结。胸满，胁下逆抢突心，下焦阴寒之气上逆。枳实薤白桂枝汤主之，人参汤亦主之。(五)

枳实薤白桂枝汤方

枳实四枚　厚朴四两　薤白半斤　桂枝一两　栝蒌实一枚，捣

上五味，以水五升，先煮枳实、厚朴，取二升，去滓，内诸药，煮数沸，分温三服。

本方用栝蒌实、薤白主治胸痹，心中痞用枳实消痞，

胸满加厚朴散满，胁下逆抢心，加桂枝降逆下气，药仅五味，面面俱到。

人参汤方

人参　甘草　干姜　白术各三两

上四味，以水八升，煮取三升，温服一升，日三服

"见证同而其因则殊，仲景不揭其因之异同者，今学者思而得之，所谓引而不发也。"（山田业广《金匮要略札记》）

枳实薤白桂枝汤，重在祛邪之实，以复胸阳；人参汤重在养阳之虚，而散阴寒。

◎《金匮要略心典》：心中痞气，气痹而成痞也。胁下逆抢心，气逆不降，将为中之害也。是宜急通其痞结之气；否则速复其不振之阳，盖去邪之实，即以安正；养阳之虚，即以逐阴。是在审其病之久暂，与气之虚实而决之。《金匮要略浅注补正》：用药之法，全凭乎证，添一证则添一药，易一证亦易一药，观仲景此节用药，更知义例严密，不得含糊也……故但解胸痛，则用栝蒌薤白白酒汤；下节添出不得卧，是添出水饮上冲也，则添用半夏一味以降水饮；再下一节又添出胸痞满，则加枳实以泄胸中之气；胁下之气亦逆抢心，则加厚朴以泄胁下之气。仲景

凡胸满均加枳实，凡腹满均加厚朴，此条有胸满，胁下逆抢心证。故加此二味，与上两方又不同矣……读者细心考求，则仲景用药之能例，乃可识矣。

　　胸痹病名，胸中气塞病因，短气症状，为痰气互阻也，茯苓杏仁甘草汤主之，橘枳姜汤亦主之。（六）

　　茯苓杏仁甘草汤方

　　茯苓三两　杏仁五十个　甘草一两

　　上三味，以水一斗，煮取五升，温服一升，日三服。不差，更服。

　　橘枳姜汤方

　　橘皮一斤　枳实三两　生姜半斤

　　上三味，以水五升，煮取二升，分温再服。《肘后》《千金》云治胸痹，胸中愊愊《说文通训定声·颐部第五》："愊，假借为畐，犹郁结也。"如满，噎塞习习"行貌"（李善注《文选·东京赋》）如痒，喉中涩燥，唾沫。

　　胸痹缓急者，薏苡附子散主之。（七）

　　薏苡附子散方

　　薏苡仁十五两　大附子十枚，炮

上二味，杵为散，服方寸匕，日三服。

寒湿侵犯心阳也。

《史记·袁盎传》："一旦有缓急，宁足恃乎！"其义在急字，而不在缓字。读汉文章，方可知仲景文意。

◎《金匮玉函要略述义》：苡仁之用，能托郁结，况附子之雄烈，相合为散，比之前款诸方，其力最峻，足以奏功于燃眉之际焉。盖此缓急，主在急字，非或缓或急之谓。上海已故名医殷品之教授即持此见解。

心中痞，诸逆心悬痛，丹波元坚《金匮玉函要略述义》："伊泽信恬曰：悬急，谓牵急而痛。《肘后》可证。又《巢源》有心悬急懊痛候。《千金》养胎篇有腹满悬急、心下悬急之文，亦并悬、牵通用之征也。"浅田宗伯《杂病论识》："悬、牵音义相通，悬痛谓牵急而痛。"桂枝生姜枳实汤主之。（八）

桂枝生姜枳实汤方

桂枝三两　生姜三两　枳实五枚

上三味，以水六升，煮取三升，分温三服。

◎《医宗金鉴》：诸逆，诸气上逆也……此条之逆，则心悬而痛，如空中悬物动摇而痛也。浙江话云："心里发荡也。"用桂枝生姜枳实汤，通阳气，破逆气，痛止痞开矣。

心痛彻背，背痛彻心，乌头赤石脂丸主之。（九）

乌头赤石脂丸方

蜀椒一两。一法二分　乌头一分，炮　附子半两，炮。一法一分　干姜一两。一法一分　赤石脂一两。一法二分

上五味，末之，蜜丸如桐子大，先食服一丸，日三服。不知，稍加服。量小，慎用。

方中乌、附、椒、姜，一派大辛大热之品，合用之则逐寒止痛之力极强，并加赤石脂温涩调中，收敛阳气，使本方散中有收，并可固脱，恐汗出阳亡。如此则阴邪可散，心痛可止。

◎《医宗金鉴》：心痛彻背，背痛彻心，是连连痛而不休，则为阴寒邪甚，浸浸乎阳光欲息，非薤白白酒之所能治也，故以乌头赤石脂丸主之。方中乌附椒姜，一派大辛大热，别无他顾，峻逐阴邪而已。

附方

九痛丸: 治九种心痛。

附子三两, 炮　生狼牙《千金要方》作狼毒一两, 炙香　巴豆一两, 去皮心, 熬, 研如脂　人参　干姜　吴茱萸各一两

上六味, 末之, 炼蜜丸如桐子大, 酒下, 强人初服三丸, 日三服, 弱者二丸。兼治卒中恶,《诸病源候论·卷二十三》:"中恶者, 是人精神衰弱, 为鬼神之气卒中之也……其状卒然心腹刺痛, 闷乱欲死。"腹胀痛, 口不能言。又连年积冷, 流注心胸痛, 并冷冲上气, 落马坠车血疾等, 皆主之, 忌口如常法。

腹满寒疝宿食病脉证治第十

腹满：病证也。

寒疝：病名也。疝病犯寒即发，故谓之寒疝。《诸病源候论》："疝，痛也。"

宿食：病因也。

三证皆病在腹内，故合为一篇。

趺阳脉微弦，法当腹满，不满者必便难，《脉经·卷八》《千金要方·卷十六》："必"下有"下部闭塞大"五字。两胠亦（古腋字）下也（《说文解字·肉部》）疼痛，此虚寒从下上也，当以温药服之。（一）

病者腹满，按之不痛为虚，痛者为实，可下之。舌黄未下者，下之黄自去。有指导临床实际价值。（二）

腹满时减，复如故，此为寒，当与温药。（三）

病者痿黄失神者亡，躁而不渴，胸中《脉经》本条列于《呕吐哕下利篇》，作"胃中"，可从寒实寒实内结，而利不止阳虚液脱者，死。邪盛正虚故也。（四）

寸口脉弦者，即胁下拘急而痛，其人啬啬恶寒也。风气通于肝也。（五）

夫中寒家，受寒较严重，素禀阴脏，动易感寒。喜欠呵欠，其人清涕出，阳气虚也。发热色和者，善嚏。正气欲与寒邪抗争，且有正胜邪却之势，故发热色和，善嚏也。（六）

肾主欠、主嚏、主液，寒伤肾，故中寒家喜欠、善嚏、清涕出也。

中寒，其人下利，脾肾阳虚也。以里虚也，欲嚏不能，正气抗邪无力。此人肚中腹中寒一云痛。（七）

夫瘦人绕脐痛，必有风冷，谷气不行，而反下之，其气必冲，指胃气与苦寒药相抗衡，胃气较强则能抗拒苦寒攻下之损伤，不致受病。不冲者，心下则痞也。胃气弱，不能承受苦寒攻下之损伤，则变为痞证。痞为误下伤中，胃失和降而致。（八）

病腹满，重用厚朴半斤为君，以除腹满。发热十日，脉浮而数，饮食如故，厚朴七物汤主之。（九）

厚朴七物汤方

厚朴半斤　甘草三两　大黄三两　大枣十枚　枳实五枚　桂枝二两　生姜五两

上七味，以水一斗，煮取四升，温服八合，日三服。呕者加半夏五合，下利去大黄，寒多者加生姜至半斤。

腹中寒气，脾肾阴寒，故用附子散寒为君药。雷鸣王充《论衡》："人伤于寒，寒气入腹，腹中素温，温寒分争，激气雷鸣。"切痛用大枣、甘草缓急止痛，胸胁逆满，寒气上逆也。呕吐用半夏下气止呕，附子粳米汤主之。（十）

附子粳米汤方

附子一枚，炮　半夏半升　甘草一两　大枣十枚　粳米半升

上五味，以水八升，煮米熟，汤成，去滓，温服一升，三日服。

"半蒌贝蔹及攻乌"，攻乌的第一味药即是半夏。此处虽为附子，同样亦是应该反半夏的。故有甘草，可缓和附子之毒性。本人18岁时曾试吃过附子、半夏同用的药方，难受欲死。

痛而闭者，厚朴三物汤主之。（十一）

厚朴三物汤方

厚朴八两　大黄四两　枳实五枚

上三味，以水一斗二升，先煮二味，取五升，内大黄，煮取三升，温服一升，以利为度。

厚朴三物汤方重用厚朴为君。

《千金翼方·卷十八》作"厚朴汤：主腹满发热数十日方"，腹满发热，腹痛大便闭结，类似于目前的肠梗阻。

小承气汤大黄用四两，厚朴仅用二两，枳实用三枚，

本方厚朴用至八两，枳实用至五枚，关键在行气，通便是其次耳。

◎《金匮要略心典》：痛而闭，六腑之气不行矣。厚朴三物汤与小承气同。但承气意在荡实，故君大黄；三物意在行气，故君厚朴。《金匮要略浅注》：上用厚朴七物汤，以其发热，尚有表邪也；今腹痛而不发热，止是大便闭者，为内实气滞之的证也。通则不痛，以厚朴三物汤主之。

按之心下满痛腹诊者，此为实也，当下之，宜大柴胡汤。（十二）

大柴胡汤方

柴胡半斤　黄芩三两　芍药三两　半夏半升，洗　枳实四枚，炙　大黄二两　大枣十二枚　生姜五两

上八味，以水一斗二升，煮取六升，去滓，再煎，温服一升，日三服。

呕不止，故重用生姜也。参见《伤寒论》大柴胡汤证条文。

正不虚，故去小柴胡汤中之人参、甘草；实满痛，故加大黄、枳实、芍药也。

腹满不减，减不足言，即使减亦不足以言说，说明减的程度颇小，此实证也。当须下之，宜大承气汤。（十三）

大承气汤方：见前痉病中。

◎《金匮要略论注》：前有腹满时减，当温之一条，故此以减不足言者别之，见稍减而实不减，是当从实治，而用大承气。此比三物汤，多芒硝，熟多故耳。《医宗金鉴·订正金匮要略注》：腹满时减时满，虚满也，腹满常常而满，实满也。腹满不减，减不足言，谓腹满不减，虽减不过稍减，不足言减也。虚满当温，实满当下，故宜大承气汤下之，此治实满之法也。

◇许生母伤食腹痛。许生咏堂，母病请治，据云因食豚肝面饼，后偶触怫郁，致患腹痛，自用麦芽、楂曲、香砂、二陈不应，因其痛在少腹，以为寒凝厥阴，加吴萸、炮姜，服之益剧。予问痛处可按乎？曰拒按。又问日来便乎？曰未也。切脉沉细，视舌苔黄，中心焦燥，顾谓生曰：此下证也。生曰：连服温消诸剂不验，思亦及此。因家母平素质亏，且脉沉细，故未敢下。予曰：痛剧脉伏，此理之常，质虽虚而病则实，书称以通为补，仲师云，腹满不减，减不足言，当下之；又云舌黄未下者，下之黄自去。今痛满拒按，舌黄焦燥，下证悉具，夫复何疑？方定大承气汤，用元明粉代芒硝，仍加香砂、楂曲，兼行气滞，服头煎后，便行一次，其痛略定。随服后煎，夜半连下三次，痛势大减，舌干转润，易以调中和胃，旬后起居如常。(《杏轩医案》初集）

心胸《千金要方》作"心胁"，为是中大寒痛，呕不能饮食，腹中寒，上冲皮起，出见有头足，上下痛而不可触近，大建中汤主之。（十四）

实际是胆道蛔虫症，病在脘胁处也。有包块突出于皮肤，痛剧而拒按。胆道蛔虫症，故呕不能饮食。

大建中汤方

蜀椒二合，去汗　干姜四两　人参二两

上三味，以水四升，煮取二升，去滓，内胶饴一升，微火煎取一升半，分温再服；如一炊顷，可饮粥二升，后更服，当一日食糜半流食，温覆之。

此温脏驱虫之方也。脏寒宜温补，故用人参、干姜、胶饴；虫宜驱，故用蜀椒下气驱虫也。

《金匮要略心典》：心腹寒痛，呕不能食者，阴寒气盛而中土无权也。上冲皮起，出见有头足，上下痛而不可触近者，阴凝成象，腹中虫物乘之而动也。是宜大建中脏之阳，以胜上逆之阴。故以蜀椒、干姜温胃下虫，人参、饴糖安中益气也。

　　胁下偏左胁下或右胁下痛，发热阳气被郁，其脉紧弦主寒主痛，此寒也，以温药下之，宜大黄附子汤。（十五）

　　此证可见于现代医学之胆囊炎。

大黄附子汤方

大黄三两　附子三枚，炮　细辛二两

上三味，以水五升，煮取二升，分温三服，若强人煮取二升半，分温三服，服后如人行四五里，进一服。

　　寒气厥逆，赤丸主之。（十六）

赤丸方

茯苓四两　乌头二两，炮　半夏四两，洗。一方用桂　细辛一两。《千金》作人参

上四味，末之，内真朱说明古代已有以假乱真者，故曰真朱为色，炼蜜丸如麻子大，先食酒饮下三丸，日再，夜一服，不知，稍增之，以知为度。

朱砂之色，故名赤丸。

乌头、半夏相反而相成，增强祛寒作用。

乌头、细辛均为辛热之品，心为火脏，加朱砂少许，甘寒入心，能镇心以安神明也。

本方《千金要方》载于痼冷积热门：有桂心，无半夏。当以《千金要方》方为胜。

腹痛，脉弦而紧阴脉，主寒主痛，弦则卫气不行，即恶寒，紧则不欲食，阴寒盛则阳气不能正常运行，以致卫气不行即恶寒，胃气不振则不欲食。邪正相搏，寒疝腹痛是邪正相争的表现。即为寒疝《说文解字》："疝，腹痛也。从疒，山声。"王冰注《黄帝内经·素问·大奇论》："疝者，寒气结聚之所为也"。

寒疝绕脐痛，若发则白汗出，白汗，程林云：冷汗也。苏东坡《监试诗》："每闻诏下，白汗如流。"浅田宗伯《杂病论识》："白汗，谓不堪痛苦之甚而冷汗出。"手足厥冷，其脉沉弦者，大乌头煎主之。（十七）

大乌头煎方

乌头大者五枚，熬，去皮，不㕮咀

上以水三升，煮取一升，去滓，内蜜二升，煎令水气尽，取二升，强人服七合，弱人服五合。不差，明日更服，不可一日再服。*煎服之法，慎之又慎，恐中毒也。*

乌头毒性大，有效量与中毒量相差无几也。

现今的疝气，民间称小肠气，非本篇所说的寒疝。

寒疝腹中痛，及胁痛*血虚，血不养肝里*腹里急拘急疼痛者，当归生姜羊肉汤主之。（十八）

当归生姜羊肉汤方

当归三两　生姜五两　羊肉一斤

上三味，以水八升，煮取三升，温服七合，日三服。若寒多者，加生姜成一斤；痛多而呕者，加橘皮二两，白术一两。加生姜者，亦加水五升，煮取三升二合，服之。*此食疗方也。*

寒疝腹中痛，逆冷，手足不仁，若身疼痛，灸刺诸药不能治，抵当乌头桂枝汤主之。（十九）

乌头桂枝汤方

乌头

上一味，以蜜二斤，煎减半，去滓，以桂枝汤五合解之，得一升后，初服二合，不知，即取三合，又不知，复加至五合。其知者，如醉状，得吐者，为中病。如醉状，得吐，皆瞑眩之征也。

乌头诸本缺枚数，大乌头煎是大者五枚，当以五枚为是。

桂枝汤方

桂枝三两，去皮　芍药三两　甘草二两，炙　生姜三两　大枣十二枚

上五味，剉，以水七升，微火煮取三升，去滓。

温里寒，祛阴邪，当用乌头，主治腹痛，四肢逆冷。散外寒，调营卫，当用桂枝汤，主治手足不仁，身疼痛。内外合邪，病势较重，故灸刺、诸药不能治，惟有乌头桂枝汤能抵当此沉寒痼冷，故曰抵当乌头桂枝汤也。

若发现中毒现象，绿豆、甘草、冷水均可解。

◎《医宗金鉴·订正金匮要略注》：以桂枝汤五合解之者，溶化也。令得一升，谓以乌头所煎之蜜五合，加桂枝汤五合，溶化令得一升也。不知，不效也；又不知，又不效也，其知者，已效也。如醉状，外寒方散，得吐者，内寒已伸，故为中病也。《金匮今释》：乌头煎治寒疝之剧者，此则乌头煎证，而有身疼痛之表候，故合桂枝汤。《伤寒论》云身疼痛，清便自调者，急当救表，救表宜桂

枝汤是也。寒疝剧证，因感寒引发者，大抵宜此方矣。

◎袁某，青年农妇，体甚健，经期准，已有子女三四人矣。一日，少腹大痛，筋脉拘急而未少安，虽按亦不住，服行经调气药不止，迁延十余日，病益增剧，迎余治之，其脉沉紧，头身痛，肢厥冷，时有汗出，舌润，口不渴，吐清水，不发热而恶寒，脐以下痛，痛剧则冷汗出，常觉有冷气向阴户冲出，痛处喜热敷。此由阴气积于内，寒气结搏而不散，脏腑虚弱，风冷邪气相击，则腹痛里急，而成纯阴无阳之寒疝。窃思该妇经期如常，不属于血凝气滞，亦非伤冷食积，从其脉紧肢厥而知为表里俱寒，而有类于《金匮要略》之寒疝……因处以乌头桂枝汤：制乌头四钱，桂枝六钱，芍药四钱，甘草二钱，大枣六枚，生姜三片，水煎，兑蜜服。上药连进两贴，痛减厥回，汗止人安。换方当归四逆加吴茱萸生姜汤：当归五钱，桂枝二钱，细辛一钱，芍药、木通各三钱，甘草、吴茱萸各二钱，生姜三片。以温经通络，清除余寒，病竟愈。(《治验回忆录》)

其脉数而紧乃**至**弦，状如弓弦，按之不移。脉数弦**关**

键在弦，主寒主实者，当下其寒；脉紧阴脉大阳脉而迟阴脉者，必心下坚寒实结于心下也；脉大而紧关键在紧，主寒实，故可下之者，阳中有阴，此阴邪凝聚日久生热也。可下之。（二十）

本条论述阳中有阴的脉象与治法。

附方

《**外台**》**乌头汤：**治寒疝腹中绞痛，贼风入攻五脏，拘急不得转侧，发作有时，使人阴缩，厥阴肝经受寒也，故重用桂心至六两以暖肝散寒。手足厥逆。方见上。

《外台秘要》乌头汤，与乌头桂枝汤药味相同，而药量则有出入：《外台秘要》原方为乌头十五枚，桂心六两，芍药四两，甘草二两，生姜一斤，大枣十枚。可能因为症较重，所以药量也比较大。"以如醉状为知，不知增之。"（《千金要方》）

《**外台**》**柴胡桂枝汤方：**治心腹卒中痛者。

柴胡四两　黄芩　人参　芍药　桂枝　生姜各一两半　甘草一两　半夏二合半　大枣六枚

上九味，以水六升，煮取三升，温服一升，日三服。

《外台》走马汤：治中恶心痛腹胀，大便不通。

杏仁二枚　巴豆二枚，去皮心，熬

上二味，以绵缠捶令碎，热汤二合，捻取白汁，饮之，当下。此巴豆油之良效也。老小量之。通治飞尸鬼击病。

泻下通利，取效之快，如走马平川之上。

问曰：人病有宿食，"宿食，停食也。若其毒在于上则吐，在于腹中则下，定法也。"（石北溟《金匮正辨》）何以别之？师曰：寸口脉浮而大，按之反涩，涩脉，气血运行不畅也。尺中亦微而涩，故知有宿食，大承气汤主之。（二十一）

按脉既要浮取，又要沉取，反复权衡，作出准确判断。

◇肖琢如：江右黄某，营业长沙，初患外感，诸医杂治十余日，疾益剧，延余治疗。病者自云肚腹硬痛，手不可按，傍晚身微热汗出，手足较甚，小便黄，大便不利，粒米不入口，已三日矣。审视舌色鲜红，苔黄不甚燥，脉沉实搏指。取阅前所服方，多杂乱无章。余即取纸笔立案，并疏大承气方授之。阅二日，仍延诊，则云昨晚药完二剂，下黑粪仍多，今晨进稀粥少许，各证十愈七八，为改用大柴胡汤减轻大黄，又二剂，黑粪始尽，病如失。其家有西席，尝阅医书，谓大承气汤证当见谵语，此证何以无之？大承气系腹有燥屎，先生乃断为食积，敢问所以？余曰：《伤寒论》云：六七日不大便，烦不解，腹满痛者，此有燥屎。其下又申之曰：所以然者，本有宿食故也。宜大承气汤。若《金匮·宿食篇》，主用大承气者甚详。盖宿食与燥屎，一而二，二而一，相去一间；至谵语有无，可不必拘。（《邴园医案·卷上》）

脉数而滑者，实也，**实热积滞**。此有宿食，下之愈，宜大承气汤。（二十二）

◎《金匮要略方论本议》：滑与涩相反，何以俱为实宜下？滑者涩之浅，而实邪欲成未成者；涩者滑之深，而实邪已成者。故不论为滑为涩，兼大而见于关部，则有物积聚，宜施攻治，无二理也。

下利不欲食者，有宿食也，当下之，宜大承气汤。（二十三）

大承气汤方：见前痉病中。

◎《医宗金鉴·修订金匮要略注》：初下利不欲食者，是伤食恶食不欲食也；久下利不欲食者，是伤脾不能食也。今初下利即不欲食，以有宿食故也，当下之，宜大承气汤无疑矣。

宿食在上脘"胃位也"（后藤慕庵《金匮要略方析义》），当吐之，宜瓜蒂散。（二十四）

瓜蒂散方涌吐剂之祖方

瓜蒂一分，熬黄　赤小豆一分，煮

上二味，杵为散，以香豉七合煮取汁，和散一钱匕，温服之。不吐者，少加之，以快吐为度而止。亡血及虚者不可与之。

宿食在中脘，可用保和丸（消），宿食在上脘，可用瓜蒂散（吐），宿食在下脘，当用大承气汤（下）。

脉紧如转索索，绳索，如搓绳之感觉也，紧而兼滑之脉象无常者，有宿食也。（二十五）

脉紧，头痛风寒，腹中有宿食不化也。一云寸口脉紧。（二十六）

五脏风寒积聚病脉证并治第十一

积聚：石北溟《金匮正辨》："夫积者，血也；聚者，气与水也。"

《后汉书·华佗传》："刳破腹背，抽割积聚。"《抱朴子·极言篇》："食过则结积聚。"

肺中风风为阳邪者，口燥而喘肺热，身运而重，肺不能通调水道，下输膀胱者也。冒若无所见也（段玉裁《说文解字注·日部》），谓头目昏眩而肿胀。（一）

肺中寒，吐浊涕。丹波元坚《金匮玉函要略述义》："先教谕曰：'古无痰字，云唾出如涕，谓吐黏痰也。'据此则浊涕即是黏痰也。非鼻涕之谓也。"（二）

◎《医宗金鉴·订正金匮要略注》：肺中寒邪，胸中之阳气不治，则津液聚而不行，故吐浊涎痰涎如涕。

肺死脏，浮浮取诊脉之虚，按之弱如葱叶，下无根者，死。（三）

肝中风者，头目瞤音"顺"，《说文解字·目部》："目动也"，两胁痛，行常伛音"予"，《广雅·释言》："偻也"，驼背。《一切经音义》引《通俗文》云："曲脊谓之伛偻"，令人嗜甘。《黄帝内经·素问》云："肝苦急，急食甘以缓之"故嗜甘也。（四）

肝中寒者，两臂不举，肝主筋，筋脉拘急。舌本燥，喜太息，胸中痛，不得转侧，食则吐而汗出也。胃为卫之源也，胃虚则卫阳失固，故食后即作吐而汗出。《脉经》《千金》云：时盗汗，咳，食已吐其汁。（五）

肝死脏，浮之弱，按之如索绳索不来，或曲如蛇行者，死。（六）

肝主藏血，肝血已衰竭，故浮取脉弱，重按则弦中呈结象，或毫无和缓之气。

肝着肝藏血，此肝脏血脉停着不通也，其人常欲蹈其胸上，先未苦时，但欲饮热，旋覆花汤主之。臣亿等校诸本旋覆花汤方，皆同。（七）

旋覆花汤方

旋覆花三两　　葱十四茎　　新绛少许

上三味，以水三升，煮取一升，顿服之。

心中风者，翕翕热貌。《说文解字》"翕，炽也"，是翕有热义发热，风动火势，故翕翕发热。不能起，心中饥，食即呕吐。（八）

◎《金匮发微》：风一日不去，则心阳一日不定，胃气一日不和。是当用黄芪、防风以泄风，甘草、大黄以降逆，不必治风而风自愈。若漫用羚羊角以息风，犀角以凉心，则失之矣。食即呕吐，故用大黄甘草。

心中寒者，其人苦病心如啖音"淡"，吃蒜状"辛辣刺心之状"（山边文伯《金匮要略笺注》），剧者心痛彻背，背痛彻心，心痛病也。譬如蛊注。蛊，《说文解字》："腹中虫也。"蛊注，病名。发作时胸闷腹痛，有如虫咬之

状。其人病死后，则流注染着旁人，故谓之蛊注。其脉浮者，自吐乃愈。（九）

心伤者，其人劳倦，即头面赤劳心过度，心血损伤，故一有劳倦，即阳浮于上致头面赤而下重心阴不足于上则暗吸下焦肾阴，故下身沉重无力，心中痛而自烦，发热心虚失养，虚火上炎，当脐跳，其脉弦，木生火，子虚则盗母气，肝血亦不足，故其脉弦。此为心脏伤所致也。（十）

心死脏，浮之实如麻豆，按之益躁疾比"数"要快得多，无胃气之脉也者，死。（十一）

邪哭病人无故悲伤哭泣，如邪鬼作祟使魂魄肝藏魂藏血，肺藏魄主气不安者，血气少也哭伤血气，故少也，血气少者属于心，心气虚者，其人则畏，合目欲眠，梦远行而精神离散，魂魄妄行。阴气衰者为癫，阳气衰者为狂。血气少，阴阳衰，故为癫狂。邪之所凑，其气必虚也。（十二）

　◎《金匮要略释义》：癫狂，皆病名，各有二种，一为阴盛之癫……《难经》所谓重阴者癫指此，治宜用风引汤加减；一为心阴气衰之颠，其状先不乐，头重痛，目赤，心烦，语言错乱，神志不宁，脉来细弱者是，此节之癫即属之，治宜养心血安神志，如酸枣仁、生地黄、当归身、红枣肉、小麦、茯神、甘草、远志、菖蒲、牡蛎、菊花、莲子心、灯心、竹茹之类。一为阳盛之狂……《难经》第二十难所谓重阳者狂即指此，治宜重用生铁落、胡黄连、洋芦荟、灵磁石、龙胆草等，大苦大寒之品，折其上盛之威；一为阳气衰之狂，目妄见，耳妄闻，善呼，或多食，善见鬼神，善笑而不发于外者是，此节之狂，属于后者，治宜用桂枝、甘草、高丽参、五味子、白茯苓、龙眼肉、龙骨、牡蛎等味，振其心阳补其心气。**此桂枝甘草龙骨牡蛎汤加高丽参、白茯苓、五味子、龙眼肉也。颇有理，确有心得。**

脾中风者，翕翕发热，形如醉人，腹中烦重，皮目**眼皮，眼胞**瞤瞤而短气。（十三）

脾死脏，浮之大坚，按之如覆杯，洁洁**清白貌，形容里面空无所有的样子**状如摇者，死。臣亿等，详五脏各有中风

中寒，今脾只载中风，肾中风、中寒俱不载者，以古文简乱极多，去古既远，无它可以补缀也。（十四）

林亿看到的是从蠹简中得来的书，是一本破损的书，故简乱极多，无它法可以补缀完整了。因其时已距仲景时代八百年，去古已远，只能尽人事而已。

趺阳脉浮而涩，浮则胃气强，涩则小便数脾津不足，浮涩相搏，大便则坚同鞕，其脾为约脾之阴津越来越干，麻子仁丸主之。（十五）

麻子仁丸方

麻子仁二升　芍药半斤　枳实一斤　大黄一斤　厚朴一尺　杏仁一升

上六味，末之，炼蜜和丸梧桐子大，饮服十丸，日三，渐加，以知为度。

麻子仁、芍药二味滋脾阴，枳实、大黄、厚朴三味清胃热，杏仁润燥下气。

此滋脾阴清胃热之方也，故治胃强脾弱之脾约病。

肾着寒湿留着于肾之外腑也之病，其人身体重，腰中冷，湿，阴邪也；肾，阴脏也，湿着肾黏滞不去，故身体重，腰中冷，是乃所以衣里冷湿，久久得之也。如坐水中，形如水状，反不渴，小便自利，饮食如故，病属下焦，身劳汗出，衣一作表里冷湿，久久得之，腰以下冷痛，腹重如带五千钱，形容重着之甚也，病在带脉，带脉者绕脐一圈也。甘姜苓术汤主之。（十六）

甘草干姜茯苓白术汤方

甘草二两　　白术二两　　干姜四两　　茯苓四两

上四味，以水五升，煮取三升，分温三服，腰中即温。

肾死脏，浮之坚，按之乱如转丸，形容脉象躁动，如弹丸之乱转。益下入尺中者，死。毫无缓和之象，故为真脏脉，主死。（十七）

问曰：三焦竭尽也，衰也部，上焦竭善噫，何谓也？师曰：上焦受中焦气未和，不能消谷，故能噫耳；下焦竭，即遗溺失便，其气不和，不能自禁制，不须治，久则愈。（十八）

师曰：热在上焦者，因咳为肺痿；热在中焦者，则为坚；热在下焦者，则尿血，亦令淋秘不通。大肠有寒者，多鹜溏；有热者，便肠垢。小肠有寒者，其人下重便血；有热者，必痔。（十九）

此段中"大肠有寒者，多鹜溏"；"小肠有寒者，其人下重便血"，考丹波元坚《金匮玉函要略述义》："大小易置，其义始瞭。"喜多村直宽《金匮玉函要略方论二刘合注》："似是互错。"有理当从。

◎《金匮玉函要略述义》：疑此条大肠、小肠，系于传写互错。盖言小肠有寒，故泌别不职而水粪杂下，其有热者，肠垢被迫而下出也。大肠有寒，则阳气下坠，故下重便血，其有热者，毒结肛门，故为痔也，注家顺文解释，竟不免强凑，今大小易置，其义始瞭。

问曰：病有积，有聚，有谷气谷食停积故名谷气，何谓也？师曰：积者，脏病也，终不移；聚者，腑病也，发作有时，展转痛移，为可治；谷气者，胁下痛，按之则愈土壅木郁也，复发，为谷气。诸积大法：脉来细而附骨者，乃积也。寸口，积在胸中；微出寸口，积在喉中；关上，积在脐旁；上关上，积在心下；微下关，积在少腹。尺中，积在气冲；脉出左，积在左；脉出右，积在右；脉

两出，积在中央；各以其部处之。（二十）

　　本条云聚者为可治，即说明积者不可治也。又胁下痛按之则愈，复发的谷气证，仍可用大黄附子汤主治。

痰饮咳嗽病脉证并治第十二

痰饮，病名。咳嗽，证也，多痰饮之所致。故同篇。

痰，古通"淡"。《广韵》："淡，胸中液也。"

淡饮者，淡薄稀清走肠间而不浓黏，漉漉作声者是也。《脉经》作"淡饮"。凡水饮停蓄为病谓之淡饮。

后世以痰饮为诸饮之总称（广义痰饮）。亦即津液为病之总称，杨士瀛《仁斋直指方论》："痰者，津液之异名"。

王绵之：液有余便是痰也。肠间漉漉有声之痰饮，乃狭义之痰饮也。痰饮在四饮之首，故为篇目。淡又与"澹"通。澹，《说文解字》："水摇也。"本篇水走肠间漉漉有声，即水饮动摇之状也。

淡，古字，后人变淡作痰，改温作瘟，改利作痢，足以征矣。

问曰：夫饮有四，何谓也？师曰：有痰饮，有悬悬挂之义饮，有溢饮，有支饮。（一）

问曰：四饮何以为异？师曰：其人素盛今瘦，水走肠间，沥沥有声，谓之痰饮；饮后水流在胁下，咳唾引痛，谓之悬饮；饮水流行，归于四肢，当汗出而不汗出，身体疼重，谓之溢溢，《尔雅》："盈也。"盈而溢于肢体也饮；咳逆倚息，短气不得卧，其形如肿，谓之支支，撑也，水饮支撑在胸膈饮。（二）

后藤慕庵《金匮要略方析义》："饮有四，盖古称也……平人气血壮盛，则水谷能化，津液能回，不得有留饮。其已失机也，水谷不能化，津液不能回，肌肉则不充，饮物便留停，此为痰饮。痰，淡也，淡薄稀清，走肠间而不浓黏，漉漉作声是也。悬者，悬痛之悬，水偏留胁肋，上冲于肺叶下际，一咳一唾，乃引痛也。溢饮者，盈溢于四体，当汗出而愈，其大汗，身体则疼重也。支者，支结之支，倚息短气，不得卧，若有物支撑于心肺之间，其形如水病然。痰、淡古通。"

◎《诸病源候论》：流饮候：流饮者，由饮水多，水流走于肠胃之间，沥沥有声，谓之流饮……悬饮候：悬饮，谓饮水过多，留注胁下，令胁间悬痛，咳唾引胁痛，故云悬饮……溢饮候：溢饮谓因大渴而暴饮水，水气溢于肠胃之外，在于皮肤之间，故言溢饮，令人身体疼重而多汗，是其候也……支饮候：支饮谓饮水过多，停积于胸膈之间，支乘于心，故云支饮，其病令人咳逆喘息，身体如肿之状，谓之支饮也。四者均由饮水多，水液代谢失常之故，故均为津液不化之为病也。

水在心，心下坚筑筑，《说文解字·木部》："捣也。"引申为悸动，短气，恶水不欲饮。（三）

水在肺，吐涎沫即痰饮也，欲饮水。（四）

水在脾，少气身重。（五）

水在肝，胁下支满，嚏而痛。（六）

水在肾，心下悸。山边文伯《金匮要略笺注》："心下悸之心字，当是脐字，当改之。"再参《医宗金鉴》"水之

在肾者，脐下悸也"，以改成脐字为妥。（七）

◎《金匮要略论注》：脏中非真能蓄有形之水，不过饮气侵之，不可泥。

夫心下有留饮，其人背寒冷如手《衍义》《论注》《编注》《心典》《浅注》等注本改作"掌"大。（八）

留饮者，胁下痛引缺盆，咳嗽则辄犹即也已甚也。一作转甚。辄已作转甚解，即咳嗽时痛势更加剧烈。（九）

胸中有留饮，其人短气而渴，四肢历节痛，脉沉者，有留饮。（十）

◎《医宗金鉴》：若邪甚而不去者，留于心上则阻心阳，必背寒冷；留于胁下则碍肝气，必胁下痛引缺盆，咳嗽转甚；留于胸中则壅肺气，必短气而喘；留于身体则塞经络，必四肢历节痛也。

膈上病痰，满喘咳吐，发言有时而发作。"发"字与"伏"字相照应则寒热，背痛腰疼，目泣自出，其人振振身𥆧剧，必有伏饮。（十一）

此条为外束表寒内有停饮之证，可用小青龙汤主治。

◎《医宗金鉴》：伏饮者，乃饮留膈上，伏而不出，发作有时者也；即今之或值秋寒，或感春风，发则必喘满咳吐痰盛，寒热，背痛腰疼，咳剧则目泣自出，咳甚则振振身动，世俗所谓吼喘病也。

夫病人饮水多，必暴喘满。凡食少饮多，水停心下，甚者则悸，微者短气。

脉双弦者，寒也，皆大下后喜虚。脉偏弦者，饮也。（十二）

肺饮不弦，但苦喘短气。（十三）

支饮亦喘而不能卧，加短气，其脉平"脉平，即不弦之互辞"（喜多村直宽《金匮要略疏义》）也。（十四）

此二条，其义大致相同。在脉上未出现主饮之弦脉，亦属特异之体也。当取证而不取脉，即舍脉从证也。

山田业广《金匮要略札记》："饮脉当弦而不弦，但有喘短气症耳……盖一病而异脉，脉同而证异者，百病皆然。若执而守之，非仲景活泼权宜之意。本篇中言脉者凡

十二，曰脉沉者有留饮，曰脉双弦者寒也，脉偏弦者饮
也，曰肺饮不弦，曰其脉平也，曰病者脉伏，曰脉浮而细
滑，曰脉弦数有寒饮，曰脉沉而弦，曰其脉沉紧，曰咳家
其脉弦，曰久咳数岁，其脉弱者可治，实大数者死，其脉
虚者必苦冒，曰寸脉沉，尺脉微。依以上数条见之，饮脉
不一，盖弦紧乃饮家之常脉，至其变则各各不同如此。注
家往往执弦之一脉以疑此条，可谓拘执而已矣。"

病痰饮者，当以温药和之。（十五）

◎《金匮玉函经二注》：痰饮由水停也。得寒则聚，
得温则行。况水从乎气，温药能发越阳气，开腠理，通水
道也。《金匮要略编注二十四卷》：此言痰饮属阴，当用温
药也。脾失健运，水湿酿成痰饮，其性属湿而为阴邪，仲
景阐发'岁土太过，湿淫于内，治以苦热'之旨，故当温
药和之，即助阳而胜脾湿，俾阳运化，湿自除矣。《金匮
要略方论本义》：痰生于胃寒，饮存于脾湿，温药者，补
胃阳，燥脾土，兼擅其长之剂也，言和之则不专事温补，
即有行消之品，亦概其例义于温药之中，方谓之和之而不
可谓之补之益之也。盖痰饮之邪，因虚而成，而痰亦实
物，必少有开导，总不出温药和之四字，其法尽矣。

心下有痰饮，胸胁支满，目眩，苓桂术甘汤主之。（十六）

苓桂术甘汤方

茯苓四两　　桂枝三两　　白术三两　　甘草二两

上四味，以水六升，煮取三升，分温三服，小便则利。

◇胡某，男，34岁。少年体弱，常患咳嗽，吐痰沫，轻则用生姜擦背即愈，重则延医治疗，至成年后，每发则背心怕冷，需热手按摩觉舒，屡发屡治，难获远效，近因伤风，旧病又发，咳唾清痰，头晕目眩，胸肋胀满，口淡食少，心下如有物跳动，背部怕冷如掌大之处尤甚。诊得脉沉细而弦，舌嫩，苔白滑，无发热身疼证，呼吸短浅难续，尿清量少，大便自调。乃忆仲景《金匮》云："心下有留饮，其人背寒冷如掌大，"此证属饮停中焦无疑。论治法，《金匮》又说："病痰饮者，当以温药和之。"盖以饮为阴邪，多因阳虚不化，阴湿凝聚而成，宜温阳化气。如饮停在上，宜从肺治，可以青龙汤等以温散；饮停在下，宜从肾治，用肾气丸以温化；今饮停在中，当从脾治，宜用温阳化饮之苓桂术甘汤。茯苓四钱，桂枝二钱，焦术三钱，炙甘二钱。外用药饼熨其背部冷处。炒白芥子三钱，白芷三钱，轻粉三钱，糯米饭少许和捶成饼，烘热熨背冷处，以助疗效。五剂药尽，诸证悉平，现已观察二年，竟未复发。(《湖北中医医案选集》第一辑)

夫短气有微饮，当从小便去之，苓桂术甘汤主之。方见上。肾气丸亦主之。方见脚气中。(十七)

◎《金匮要略心典》：气为饮抑则短，欲引其气，必蠲其饮。饮，水类也。治水必自小便去之，苓、桂、术、甘益土气以行水，肾气丸养阳气以化阴，虽所主不同，而利小便则一也。

病者脉伏，其人欲自利，利反快。虽利，心下续坚满，此为留饮欲去故也，此倒装句法，即"此为留饮欲去故也，虽利，心下续坚满"。甘遂半夏汤主之。(十八)

甘遂半夏汤方

甘遂大者三枚　半夏十二枚，以水一升，煮取半升，去滓　芍药五枚　甘草如指大一枚少量也，炙。一本作无

上四味，以水二升，煮取半升，去滓，以蜜半升和药汁，煎取八合，顿服之。

◎《金匮要略心典》：脉伏者，有留饮也。其人欲自利。利反快者，所留之饮，从利而减也。虽利心下续坚满者，未尽之饮，复注心下也。然虽未尽而有欲去之势，故以甘遂、半夏因其势而导之。甘草与甘遂相反，而同用之者，盖欲其一战而留饮尽去，因相激而相成也。芍药、白蜜不特安中，抑缓药毒耳。《金匮今释》：据《千金》，盖甘遂、半夏同煮，芍药、甘草同煎，复以蜜和二药汁再煮也。本草谓甘遂反甘草，此煮法似有深意，当遵用之。《类聚方广义》：此方之妙，在于用蜜，故若不用蜜，则不特不效，且瞑眩而生变，宜遵守古法。

◎甘遂半夏汤治疗腹壁脂肪增多症一例：蒋某，女，32 岁……一九六九年五月就诊……患者腹部逐渐增大已四月，经中西药治疗无效而转外地某医院……就诊时见：腹部膨隆，大如妊娠 8 个月，按之松软如棉絮，自觉胀闷不舒，沉重乏力，神疲嗜睡，纳减便溏，经闭三月，白带量多，质清稀而有腥味，小便清长。舌淡，苔白腻，脉沉滑。证属脾虚失运，痰湿内停；治以健脾涤痰，方用甘遂半夏汤加减：甘遂 9 克，半夏 9 克，白芍 9 克，炙甘草 9 克，白术 12 克，茯苓 18 克。三剂。二诊：药后腹胀大为减轻，精神转佳，食纳增加，白带减少，惟大便溏泻反剧，泻下之物黏腻如鱼冻，余无不适。原方续进三剂。三诊：腹胀大已减三分之二，余症俱觉好转，大便仍间有黏腻物，脉沉滑，原方再进三剂。两年后，其至妇幼保健院分娩遇余，谓服药九剂后，健如常人，食纳正常，腹大全消，带止经行，尔后怀孕。(《江西中医药》1982，3：45)

脉浮而细滑，伤饮。(十九)

◎《金匮要略心典》：伤饮，饮过多也，气资于饮，而饮多反伤气，故脉浮而细滑，则饮之微也。正气不虚，饮邪不甚也。浮主正气抗邪有力，细滑主饮而骤起也。

脉弦数，有寒饮，冬夏难治。脉证不符，故难治。(二十)

脉沉而弦者，悬饮内痛胁内作痛也。(二十一)

病悬饮者，十枣汤主之。(二十二)

十枣汤方

芫花熬　甘遂　大戟各等分

上三味，捣筛，以水一升五合，先煮肥大枣十枚，取九合，去滓，内药末，强人强壮之人服一钱匕，羸人服半钱，平旦早晨太阳从地平线上升起之时，日服一次温服之；不下者，明日更加半钱。得快下后，糜粥自养。

◎《金匮要略论注》：主十枣汤者，甘遂性苦寒，能泻经隧水湿，而性更迅速直达；大戟性苦辛寒，能泻脏腑之水湿，而为控涎之主；芫花性苦温，能破水饮窠囊，故曰破癖须用芫花。合大枣用者，大戟得枣，即不损脾也。盖悬饮原为骤得之证，故攻之不嫌峻而骤，若稍缓而为水气喘急浮肿，《三因方》以十枣汤药为末，枣肉和丸以治之，可谓善于变通者矣。

◇宋某，男，18岁，学生。病情经过：7天前感冒，形寒发热39℃，流涕稍咳痰少，咽喉不适，声音嘶哑，呼吸时胸痛，服退热剂体温不退。体检：右胸前区第4肋以下，语颤减弱或消失，叩诊呈浊音，听诊呼吸音减弱或消失。X线透视：右侧第3肋以下胸腔积液。诊断：中医：悬饮；西医：渗出性胸膜炎。治则：逐水祛饮法。方药：十枣汤。用大戟、芫花、甘遂等分研末装胶囊，大枣5～10枚煎汤。用法：6天为一疗程。第一天服五分，以后每天增加一分，至一钱为止。清晨空腹用大枣汤吞服上

药。效果：服十枣汤一疗程，诸症消失，X 线透视，积液消除。休息三个月复查亦为阴性。(《中医杂志》1959，3：45)

病溢饮者，当发其汗，大青龙汤主之，小青龙汤亦主之。(二十三)

大青龙汤方

麻黄六两，去节　桂枝二两，去皮　甘草二两，炙　杏仁四十个，去皮尖　生姜三两，切　大枣十二枚　石膏如鸡子大，碎

上七味，以水九升，先煮麻黄，减二升，去上沫，内诸药，煮取三升，去滓，温服一升，取微似持续也汗，汗多者，温粉粉之。

小青龙汤方

麻黄三两，去节　芍药三两　五味子半升　干姜三两　甘草三两，炙　细辛三两　桂枝三两，去皮　半夏半升，洗

上八味，以水一斗，先煮麻黄，减二升，去上沫，内诸药，煮取三升，去滓，温服一升。

表证以大青龙汤证为重，故用麻黄汤解表，平喘，有内热烦躁，故加石膏。小青龙汤证表证不及大青龙汤证

重，故虽用麻黄、桂枝，而用芍药、甘草监制之，但小青龙汤证水气停饮较大青龙汤证为重，故用半夏、细辛、干姜散寒去饮。

◎《伤寒来苏集》：能化胸中之热气而为汗，故名大青龙；能化心下之水气而为汗，故名小青龙。盖大青龙表证多，只烦躁是里证；小青龙里证多，只发热是表证，故有大、小发汗之殊耳。大、小青龙汤俱治有表里证，皆用表里双解法，大青龙汤证是里热，小青龙汤证是里寒，故发表之药相同，而治里之药则殊也。

膈间支饮，其人喘满，心下痞坚，面色黧黑，其脉沉紧，得之数十日，医吐下之不愈，木防己汤主之。内有痰饮兼有郁热，正气又伤也。虚指心下变虚软者即愈，实者三日复发，复与不愈者，宜木防己汤去石膏加茯苓芒硝汤主之。（二十四）

木防己汤方

木防己三两　石膏十二枚，鸡子大　桂枝二两　人参四两
上四味，以水六升，煮取二升，分温再服。

木防己去石膏加茯苓芒硝汤方

木防己二两　桂枝二两　人参四两　芒硝三合　茯苓

四两

上五味，以水六升，煮取二升，去滓，内芒硝，再微煎，分温再服，微利则愈。

心下有支饮，其人苦冒眩，泽泻汤主之。（二十五）

泽泻汤方

泽泻五两　白术二两

上二味，以水二升，煮取一升，分温再服。

泽泻能利水轻身也，泽泻汤方证多见于肥人。

◎《金匮要略心典》：水饮之邪，上乘清阳之位，则为冒眩。冒者，昏冒而神不清，如有物冒蔽之也；眩者，目眩转而乍见玄黑也。泽泻泻水气，白术补土气以胜水也。

支饮胸满者，厚朴大黄汤主之。（二十六）

厚朴大黄汤方

厚朴一尺　大黄六两　枳实四枚

上三味，以水五升，煮取二升，分温再服。

以其证胸满，故重用厚朴除满，为君药。

◎《金匮要略心典》：胸满疑作腹满，支饮多胸满，此何以独用下法？厚朴大黄与小承气同，设非腹中痛而闭者，未可以此轻试也。

支饮不得息，葶苈大枣泻肺汤主之。方见肺痈篇中。（二十七）

◎《张氏医通》：支饮留结，气塞胸中，故不得息。葶苈破结利饮，大枣通肺和中，以其气壅则液聚，液聚则热结，所以与肺痈同治也。

呕主证家本渴，渴者为欲解，今反不渴，心下有支饮病因故也，小半夏汤主之。《千金》云：小半夏加茯苓汤。（二十八）

小半夏汤方

半夏一升　生姜半斤

上二味，以水七升，煮取一升半，分温再服。

◎王某，女，53岁，退休工人，1963年5月10日初诊。眩晕3天，呕吐频繁，呕吐物俱是清水涎沫，量多盈盆，合目卧床，稍转动便感觉天旋地转。自述每年要发数次，每次发作长达月余，痛苦不堪，西医诊断为"内耳眩晕症"。刻诊见形体肥胖，苔薄白而腻，脉沉软滑。此水饮停胃，浊邪僭上，清空不清。法当和胃化饮，饮化浊降则诸症自除。处方：制半夏12克，生姜10克，二剂。5月13日复诊：眩晕、呕吐均止。原方加茯苓12克，续服二剂。并予丸方（二陈汤加白术、姜汁泛丸）常服，以求巩固。追访两年，未发作。(《中医杂志》1980，7：16）

腹满，口舌干燥，水津不布。此肠间有水气，己椒苈黄丸主之。（二十九）

己椒苈黄丸方

防己　椒目　葶苈熬　大黄各一两

上四味，末之，蜜丸如梧子大，先食饮服一丸，日三服，稍增，口中有津液。渴者加芒硝半两。口舌干燥之外，更加渴者，故宜加芒硝。

此水热互结于肠间也。

卒呕吐主证，心下痞，膈间有水病因，眩悸者，小半夏加茯苓汤主之。（三十）

小半夏加茯苓汤方

半夏一升　生姜半斤　茯苓三两，一法四两

上三味，以水七升，煮取一升五合，分温再服。

◎《金匮要略心典》：饮气逆于胃则呕吐；滞于气则心下痞；凌于心则悸；蔽于阳则眩。半夏、生姜止呕降逆，加茯苓去其水也。茯苓且可宁心定悸。

假令瘦人，脐下有悸，吐涎沫而癫眩《韵会》："癫"同"颠"，古字通用。颠，《说文解字》："顶也。"癫眩即头眩也，此水也，五苓散主之。（三十一）

五苓散方

泽泻一两一分即五分，为君药　猪苓三分，去皮　茯苓三分　白术三分　桂二分，去皮

上五味，为末，白饮服方寸匕，日三服，多饮暖水，汗出愈。

《伤寒论》五苓散泽泻作一两六铢，猪苓、茯苓、白术各十八铢。桂枝半两，说明古代一两为二十四铢，古一两又合四分也。

必须按原方比例方有显效，不能等量，更不能颠倒用量之比例。

本方证与《奔豚气病篇》茯苓桂枝甘草大枣汤证，均有脐下悸之候。但茯苓桂枝甘草大枣汤证有气从少腹上冲之感，即欲作奔豚，欲作而未作也。本方证有吐涎沫而颠

眩之状。以方测证，本条应有小便不利。

◎《医宗金鉴》：悸者，筑筑然跳动病也……此条脐下有悸，是水停脐下为病也。若欲作奔豚，则为阳虚，当以茯苓桂枝甘草大枣汤主之；今吐涎沫，水逆胃也，巅眩，水阻阳也，则为水盛，故以五苓散主之也。

附方

《外台》茯苓饮：治心胸中有停痰宿水即水饮也，自吐出水后，心胸间虚气虚也，气满故四君子汤不用甘草，而加陈皮、枳实理气祛痰，重用生姜亦祛痰水也不能食。消痰气，令能食。

茯苓　人参　白术各三两　枳实二两　橘皮二两半　生姜四两

上六味，水六升，煮取一升八合，分温三服，如人行八九里进之。

咳家，其脉弦，为有水，十枣汤主之。方见上。（三十二）

应是悬饮，咳嗽。

夫有支饮家，水在肺，水饮支撑在胸膈，故名支饮家。饮邪太盛，停于胸中，故咳烦胸中痛。咳烦烦闷胸中痛者，有是证用是药，有咳烦胸中痛，故用十枣汤祛其痰水也。不必一定治悬饮也。不卒死，至一百日或一岁，久病亦有实邪未去者，仍宜泻实。宜十枣汤。方见上。（三十三）

久咳数岁，其脉弱者可治，久病伤正属虚，脉弱则脉证相符合，故可治。实大数者死，正虚而见实脉故死，脉证不符也。其脉虚者必苦冒水饮上冒也，其人本有支饮在胸中故也胸中有水饮支撑，治属饮家。（三十四）

咳逆倚息，不得卧，小青龙汤主之。方见上。（三十五）

小青龙汤既治溢饮，又可治支饮，溢饮者水在四肢，身体疼重；支饮者咳逆倚息不得卧，其形如肿。均为寒饮所致，故均可用小青龙汤治之。

青龙汤下已服下之后，多唾口燥，寸脉沉心阳不足，里证，尺脉微肾阳虚，手足厥逆，气从小腹上冲胸咽，冲气，即冲脉之气也，冲脉起于下焦，夹肾脉上行至胸咽，冲气上冲也。手足痹，其面翕热如醉状面赤色也，因复下流阴股，小便难，时复冒复冒犹云郁冒，谓辛厥也（饭田鼎《金匮要略方论考证》）者，与茯苓桂枝五味甘草汤，治其气冲。（三十六）

服小青龙汤后饮有欲去之势，故多唾口燥，但汗多伤心阳，故寸脉沉；肾阳本亏，故尺脉微，手足厥逆。心阳不能镇守于上，则下焦虚阳浮越，冲气上逆，以致气从小腹上冲胸咽，手足痹，其面翕热如醉状，冲气渐平，则复下流阴股，阴部与腹股沟之交会处也。气冲之时上而不下，故致小便难，冒眩，与桂苓五味甘草汤摄纳浮阳，治其气冲。且有温心阳（桂枝、甘草），摄肾阳（五味子）兼祛水饮（茯苓）之功。

桂苓五味甘草汤方

茯苓四两　　桂枝四两，去皮　　甘草三两，炙　　五味子半升

上四味，以水八升，煮取三升，去滓，分温三服。

◎《医宗金鉴》：小青龙汤辛温大散，惟有余之人宜之实证可用之，若误施于不足之人，辛热则伤阴，故多唾口燥也；大散则伤阳，故手足厥逆也；面热如醉，阳外浮也；小便难，气上冲，阴内竭也；脉沉微，里气弱也；手足痹，表气虚也；时复冒，虚之甚也。虽阴阳表里俱虚，

然属误汗寒热错杂之坏病，故与茯苓桂枝五味甘草汤，先通阳和阴，俟上冲气平，再议他法也。

冲气即低，故去桂，桂降冲也。而反更咳，胸满者，用桂苓五味甘草汤去桂，加干姜、细辛，加干姜、细辛祛寒饮也，配五味子蠲饮止咳。以治其咳满。（三十七）

苓甘五味姜辛汤方

茯苓四两　甘草三两　干姜三两　细辛三两　五味半升

上五味，以水八升，煮取三升，去滓，温服半升，日三。

咳满即止，而更复渴，冲气复发者，以细辛、干姜为热药也。服之当遂渴。而渴反止者，为支饮也。支饮者，法当冒，冒者必呕，呕者复内半夏，以去其水。（三十八）

桂苓五味甘草去桂加干姜细辛半夏汤方

茯苓四两　甘草三两　细辛二两　干姜二两　五味子　半夏各半升

上六味，以水八升，煮取三升，去滓，温服半升，日三。

◎《金匮要略浅注补正》：此言咳满止而作渴者，为冲气，非饮也，不得仍用姜辛，若不作满，而咳渴不止者，为支饮，非冲气也，仍当用姜辛矣，细玩而渴反止者，下当有咳满不止意在，故断以为支饮。通观支饮皆言咳满，则知此处有咳满不止之意在。仲景文如旋螺，此承上咳满而言，故不再重其词，而咳满之意已见。古人文法简奥，皆如是也。修园未能体会，不知支饮仍当用姜辛原方，不得误作冲气治之，惟冲气有时复冒证，而支饮者法宜当冒，此不可以不辨。冲气之冒不呕，支饮之冒是饮犯胃，必兼呕证，仍当用姜辛原方，加半夏以去胃中之水则愈，勿误认为冲气也。上条有咳、胸满之证，本条仍应有此证，故仍用原方，因呕，仅加半夏而已。《金匮要略释义》：此节须分两部看，即咳满止而渴者，为冲气，非饮也，治宜酌用桂枝茯苓五味甘草汤，不得仍用干姜、细辛等升阳之药。若不作渴者，其咳满必未已，此为支饮，非冲气，以凡支饮必有咳满证也。上际仍当用细辛、干姜，不得误作冲气治之。又冲气有时复冒之证，支饮亦有冒证，其不同者，冲气之冒不呕，支饮之冒必呕，以饮邪犯胃也，故宜用苓甘五味姜辛汤加半夏以去胃中之饮。

水去呕止，其人形肿身肿者，加杏仁主之。其证应内麻黄，以其人遂痹，故不内之。若逆而内之者，必厥厥者，逆气也（教来石北溟《金匮正弁》）。所以然者，以其人血虚，阴血不足也。气附于血，血为气母，阳附于阴，阴阳互根，血虚复汗，汗为心液，则血液伤而阳气亡矣！麻黄发其阳故也。说明亡血家不可汗。（三十九）

苓甘五味加姜辛半夏杏仁汤方

茯苓四两　甘草三两　五味半升　干姜三两　细辛三两　半夏半升　杏仁半升，去皮尖

上七味，以水一斗，煮取三升，去滓，温服半开，日三。

◎《金匮要略论注》：形肿谓身肿也。肺气已虚，不能遍布，则滞而肿，故以杏仁利之，气不滞则肿自消也。其证应内麻黄者，水肿篇云：无水虚胀者，谓之气。水，发其汗则自已。发汗宜麻黄也。以其人遂痹，即前手足痹也，咳不应痹而痹，故曰逆。逆而内之，谓误用麻黄，则阴阳俱虚而厥。然必厥之意尚未明，故曰所以必厥者，以其人因血虚不能附气，故气行涩而痹，更以麻黄阳药发泄其阳气，则亡血复汗，温气去而寒气多，焉得不厥。正如新产亡血复汗，血虚而厥也。

若面热如醉，此为胃热上冲熏其面，阳明脉循于面颊部也，故为胃热上冲。加大黄以利之。（四十）

苓甘五味加姜辛半杏大黄汤方

茯苓四两　甘草三两　五味半升　干姜三两　细辛三两　半夏半升　杏仁半升　大黄三两

上八味，以水一斗，煮取三升，去滓，温服半升，日三。

以上六条，总之要认真辨证，"知犯何逆，随证治之"，即药随证而转移也。

◎《金匮要略心典》：水饮有夹阴之寒者，亦有夹阳之热者，若面热如醉，则为胃热随经上冲之证，胃之脉上行于面故也。即于消饮药中，加大黄以下其热。与冲气上逆其面翕热如醉者不同。冲气上行者，病属下焦阴中之阳，故以酸温止之；此属中焦阳明之阳，故以苦寒下之。《橘窗书影》云：京桥叠街，和泉屋清兵卫之母，年五十余，曾下血过多，以后面色青惨，唇色淡白，四肢浮肿，胸中动悸，短气不能行步，时下血，余与六君子汤加香附子、厚朴、木香，兼用铁沙丸（铁沙、干漆、莎草、苍术、厚朴、橘皮、甘草）。下血止，水气亦减，然血泽不能复常。秋冬之交，咳嗽胸满甚，遍身洪肿，倚息不能卧，一医以为水肿，与利水之剂，无效。余诊之日：恐有支饮，先制其饮，则咳嗽浮肿，自得其道。因与苓甘姜味辛夏仁黄汤加葶苈，服之二三日，咳嗽胸满减，洪肿忽消散，余持此案治水肿数人，故记以示后学。(《金匮今释》第四卷)

先渴水津不布后呕，为水停心下，此属饮家本有痰饮也，小半夏加茯苓汤主之。方见上。（四十一）

◎《金匮要略心典》：先渴后呕者，本无呕病，因渴饮水，水多不下而反上逆也，故曰此属饮家。小半夏止呕降逆，加茯苓去其停水，盖始虽渴而终为饮，但当治饮而不必治其渴也。

◇余曾诊察一妇人，左肺下叶结核浸润，右侧有湿性肋膜炎，而兼麻痹性脚气，初诊之日，恶心呕吐，不论药物与食物，入口即吐，不能入胃，其原因据患者语云，西医因欲从小便除肋膜之水，与服利尿药，因此非常痛苦，致起呕吐云云。余因告其此宜以镇吐为先急之务，遂与小半夏加茯苓汤，翌日恶心呕吐已愈，食欲亦来，惊喜之至，不意翌日之夜，排尿十数次，其量实太多，余越三日往诊时，浊音已减，成为呼吸音，示肋膜腔内的渗出物显然减少，于此可知，小半夏加茯苓汤不必全为镇吐，从证运用，能收意外之效，更可见汉医学之微妙，而具哲理也。(《皇汉医学丛书·中医内科医鉴》)

消渴小便利淋病脉证并治第十三

　　消渴：病名。主证为渴而消水，故名。《史记·司马相如传》："相如常有消渴疾。"

　　小便利：症状。谓饮水一斗，小便亦一斗也，宜与消渴同论亦通。

　　淋病：病名。小便淋沥涩痛也。

　　《素问·奇病论》云："肥者令人内热，甘者令人中满。故其气上溢转为消渴。"可见要少食肥、甘，否则令人消渴。

　　心肺热以口渴为主，胃热以消谷善饥为主，肾热以小便数为主，病久阴损及阳，故肾脉（尺脉）微小，为难治。正如《灵枢·邪气脏腑病邪》云："肾脉微小为消瘅。"

厥阴之为病，消渴，气上冲心，心中疼热，饥而不欲食，食即吐，下之不肯止。（一）

肝藏相火，肝火上冲故消渴，肝气上逆，则气上冲心，肝火犯胃，故心中疼热，饥而不欲食，食后即吐。若误用下法重伤脾胃，故下利不止。

◎《医宗金鉴》：按此条是《伤寒论》厥阴经正病，与杂病消渴之义不同，必是错简。刘渡舟认为，伤寒里面有杂病，杂病里面有伤寒，宜合参。此杂病也。

寸口脉浮而迟，浮即为虚，浮而无力也。迟即为劳，浮迟相合则为虚劳也。虚则卫气不足，劳则荣气竭。合而为营卫气血俱不足也。

趺阳脉浮而数，浮即为气，同麻子仁丸条，即胃气强，气有余则为火也。数胃热也，借脉言病机即消谷而大坚大便坚一作紧；气盛胃气太盛则伤阴则溲数小便数，溲数即坚大便坚，坚数相搏，即为消渴。小便数伤阴津，大便坚胃极热，阴伤胃热，故即为消渴，可用麻子仁丸治之，麻子仁丸治消渴，有临床报告。（二）

以上二条，一条偏寒，一条偏热，说明消渴有偏寒偏热，偏虚偏实之不同，宜细玩之。

男子消渴<u>此下消主证也</u>，小便反多，以饮一斗，小便一斗，肾气丸主之。方见脚气中。（三）

◎《医宗金鉴》：饮水多而小便少者，水消于上，故名上消也。食谷多而大便坚者，食消于中，故名中消也。饮水多而小便反多者，水消于下，故名下消也。上中二消属热，惟下消寒热兼之，以肾为水火之脏也。饮一溲一，其中无热消耗可知矣。故与肾气丸从阴中温养其阳，使肾阴摄水则不直趋下源，肾气上蒸则能化生津液，何消渴之有耶？无阴则阳无以化，无阳则阴无以生，故用肾气丸，阴阳兼顾，温肾化气。

脉浮<u>外感也，故有微热表证</u>，小便不利，微热消渴者，宜利小便、发汗，表里双解，病属外感也。五苓散主之。方见上。（四）

渴欲饮水，水入则吐者，名曰水逆<u>因水而吐逆也</u>，五苓散主之。方见上。（五）

◇（1）何某，男，54岁，农民。春季，复修江堤，气候甚暖，上午劳动口渴，肆饮凉水；下午天气骤变，又冒风雨，旋即发热汗出……予银翘散加减，表热稍减，渴反转增，口不离杯，犹难解渴。医又予白虎汤加生津等药……见饮入即吐，胸闭气喘……脉微浮有力，舌苔微黄而润，身热不扬，面容暗淡，气促胸闭，随饮随吐，询其二便，小便短赤，大便如常。询其饮食，稍进干食，尚不作呕，虽似实热，实为蓄水。《伤寒论》云："渴欲饮水，水入则吐者，名曰水逆。"正属斯病……元真之气不能化水成津，故渴欲饮水，饮不解渴，更以旧水不行，新水难入。故水入即吐，此际化气行水，仍为正法，然身热不扬，犹有表湿，拟五苓散改白术为苍术，表里兼顾，一服即瘥。（《湖北中医医案选集》第一辑）

（2）程仁甫治孚潭汪尚新之父，年五十余，六月间，忽小便不通……六脉沉而细。夏月伏阴在内，因用冷水凉药过多，气不化而愈不通矣，用五苓散倍加肉桂（桂属龙火，使助其化也），外用葱白煎水热洗，一剂顿通。（《名医类案》）

渴欲饮水不止者，文蛤散主之。（六）

文蛤散方

文蛤五两《梦溪笔谈》："即今吴人所食花蛤也。"即海蛤之有文理者。

上一味，杵为散，以沸汤五合，和服方寸匕。

淋之为病淋病主证，小便如粟状，砂石淋也。言小便点滴不利也。小腹弦急拘急，紧急，痛引脐中。（七）

◎《金匮要略心典》：淋病有数证，云小便如粟状者，即后世所谓石淋是也。乃膀胱为火热燔灼，水液结为滓质，犹海水煎熬而成咸碱也。小腹弦急，痛引脐中者，病在肾与膀胱也。按巢氏云淋之为病，由肾虚而膀胱热也。肾气通于阴，阴，水液下流之道也。膀胱为津液之府，肾虚则小便数，膀胱则水下涩，数而且涩，淋沥不宣，故谓之淋，其状小便出少起多，小腹弦急，痛引于脐。又有石淋、劳淋、血淋、气淋、膏淋之异，详见本论，其言颇为明晰，可补仲景之未备。尤氏指出为肾或膀胱结石也，说得好！

趺阳脉数，胃中有热，即消谷引食，大便必坚，小便即数。（八）

可予调胃承气汤。

淋家不可发汗，发汗则必便血。（九）

小便不利者，有水气，其人若渴应为"苦渴"，栝蒌瞿麦丸主之。（十）

栝蒌瞿麦丸方

栝蒌根二两　茯苓三两　薯蓣三两　附子腹中寒有水气，故用附子一枚，炮　瞿麦一两

上五味，末之，炼蜜丸梧子大，饮服三丸，日三服，不知，增至七八丸，以小便利，腹中温为知。说明应有腹中寒冷之症。

其人小便不利，腹中寒冷。小便不利，故用茯苓、瞿麦，腹中寒冷故用附子，渴用栝蒌根、山药。

◎《金匮要略心典》：此下焦阳弱气冷，而水气不行之证，故以附子益阳气，茯苓、瞿麦行水气，观方后云腹中温为知可推矣。其人若渴，则是水寒偏结于下，而燥火独聚于上，故更以薯蓣、栝蒌根除热生津也。夫上浮之焰，非滋不熄；下积之阴，非暖不消；而寒润辛温，并行不悖，此方为良法矣。欲求变通者，须于此三复焉。《医宗金鉴》：小便不利，水蓄于膀胱也。其人苦渴，水不化生津液也。以薯蓣、花粉之润燥生津，而苦渴自止；以茯

苓、瞿麦之渗泄利水，而小便自利；更加炮附宣通阳气，上蒸津液，下行水气，亦肾气丸之变制也。然其人必脉沉无热，始合法也。

小便不利，蒲灰散主之；滑石白鱼散、茯苓戎盐汤并主之。（十一）

考《千金要方》治淋方，用蒲黄者四，滑石者七，乱发者二，戎盐一；《外台秘要》治淋方，用蒲黄者五，滑石二十一（其中两者同用者三），乱发二，戎盐一。据此，可知本条所述之小便不利，系由淋病所致。故此三方实为治淋之剂。

蒲灰散方

蒲灰七分　滑石三分

上二味，杵为散，饮服方寸匕，日三服。

滑石白鱼散方

滑石二分　乱发二分，烧　白鱼二分

上三味，杵为散，饮服方寸匕，日三服。

白鱼：多生久藏书卷中。《神农本草经》："衣鱼，一名白鱼，主小便不利。"《尔雅·释虫》蟫："衣书中虫，一名蛃鱼。"《尔雅翼》："蟫始则黄色，至老则身有粉，视之如银，名白鱼。"则所谓蠹书鱼是也。

茯苓戎盐汤方

茯苓半斤　白术二两　戎盐弹丸大一枚

上三味。

渴欲饮水，口干舌燥者，白虎加人参汤主之。方见中暍中。（十二）

白虎加人参汤用于肺胃热盛，津气两伤之上、中消证。1989年，台湾汤恩伯将军之侄（60 岁左右）患糖尿病，回大陆杭州探亲并治病。余见其口干舌燥，渴欲饮水，右关脉洪大，予白虎加人参汤并加石斛、麦冬、花粉等，病情好转。

脉浮病从外感而来，虽无表证，但主阳热发热，渴欲饮水，小便不利，气不化津，故渴欲饮水。小便不利者，阳热日久伤阴，以致发热小便不利；非消渴证也。猪苓汤主之。（十三）

猪苓汤方

猪苓去皮　茯苓　阿胶　滑石　泽泻各一两

上五味，以水四升，先煮四味，取二升，去滓，内胶烊消，温服七合，日三服。

五苓泻湿胜，故用桂、术；猪苓泻热胜，故用滑石。（《医方集解》）

水气病脉证并治第十四

水气，即今之水肿病。因水成病。"气"字与风气、湿气之气同，指邪也。即水邪为病也。

师曰：病有风水、有皮水、有正水、有石水、有黄汗。风水受风邪而致病水也，其脉自浮，外证骨节疼痛，恶风；皮水水行于皮间，其脉亦浮亦外邪而来，外证胕肿聚水而生，按之没指，不恶风，主因是水，故不恶风。其腹如鼓，不渴，当发其汗其在皮者，汗而发之（《内经》）；正水典型的肾虚水肿，故名正水。水伤肾阳，不能化气行水，亦不能纳气归根，其脉沉迟，外证自喘；石水，其脉自沉，外证腹满不喘；黄汗由水从汗孔中入得之，故亦归于水气病中叙述，其脉沉迟，病本由寒水之气伤及阳气，故脉亦沉迟。身发热，胸满，四肢头面肿，久

不愈，必致痈脓日久热化。（一）

正水、石水均是水伤肾阳，正水阳虚较严重，不能纳气归根故喘。石水阳虚稍轻，腹满不喘。小便必不利，以腹满故也。

张景岳云："凡水肿等证，用肺脾肾三脏相干之病。盖水为至阴，故其本在肾；水化于气，故其标在肺；水惟畏土，故其制在脾。"

◎《金匮要略直解》：风水与皮水相类，属表；正水与石水相类，属里。但风水恶风，皮水不恶风；正水自喘，石水不喘为异耳。自唐以来，复有五水十水之说，皆由肾不主五液，脾不能行水，至津液充郭，上下溢于皮肤，则水病生矣。《金匮要略方论本义》：黄汗者，其脉亦沉迟，与正水、石水，水邪在内无异也。然所感之湿，客于皮毛者，独盛于他证，故身发热，热必上炎，故胸满头面肿，湿热肆行，故四肢亦肿，久久不愈，且成痈脓，皆湿盛而热随之留恋不去，瘀隆蕴酿，致成疮痈，溃烂成脓，必致之势也。热逼于内，汗出于外，湿瘀乎热，汗出必黄，此又就汗出之色，以明湿热之理，名之曰黄汗。《金匮要略心典》：风水，水为风激，因风而病水也。风伤皮毛，而湿流关节，故脉浮恶风而骨节疼痛也。皮水，水行皮中，内合肺气，故其脉亦浮，不兼风，故不恶风也。其腹如鼓，即《内经》鼛鼛然不坚之意，以其病在皮肤，而不及肠脏，故外有胀形，而内无满喘也。水在皮者，宜从汗解，故曰当发其汗。正水，肾脏之水自盛也。石水，水之聚而不行者也。正水乘阳之虚而侵及上焦，故脉沉迟而喘；石水因阴之盛而结于少腹，故脉沉腹满而不喘也。黄汗，汗出沾衣如柏汁，得之湿热交病，而湿居热外，其盛于上而阳不行，则身热胸满，四肢头面肿，久则侵及于里而营不通，则逆于肉理而为痈脓也。

脉浮而洪，浮则为风，洪则为气。气已化热也。风气相搏，风强则为瘾原作"隐"，《集韵》："皮外水起貌。"疹，身体为痒故痒主风，痒为泄风，久为痂癞，气强则为水，难以俯仰。身体出现水肿，活动不利也。风气相击，身体洪肿，汗出乃愈，在表故也。恶风则虚，汗出后恶风则为虚象（卫气虚也）。风水本应恶风，汗出邪去，恶风可除。此为风水；不恶风者，小便通利，上焦有寒，寒湿致黄汗也。其口多涎，此为黄汗。（二）

身体洪肿，汗出乃愈，乃风水实证，可用越婢加术汤。恶风者，乃风水虚证，可用防己黄芪汤。

寸口脉沉里也滑热也、水也者，中里也有水气，面目肿大，有热，名曰风水。视人之目窠上微拥通"臃"，《说文解字》："肿也"，如蚕新卧起状《脉经·卷八》无"蚕"字。《灵枢·水肿》："水始起也，目窠上微肿，如新卧起之状"，其颈脉动有热，时时咳，按其手足上，陷而不起者，风水。（三）

山田业广《金匮要略札记》："如蚕新卧起状，谓或如蚕，或如新卧起状也。蚕字非衍。古人省文之法，往往如此。"有一定道理。因《素问·平人气象论》有："目裹微肿，如卧蚕起之状曰水。"

太阳病，脉浮而紧风寒也，法当骨节疼痛麻黄汤证，反不疼，身体反重而酸水湿也，其人不渴寒湿也，汗出即愈，此为风水。外感风邪夹水湿，此为风水病机。恶寒者，此为极虚，发汗得之。发汗过猛，伤正气也。

渴水津不布而不恶寒主因非风，而是水也者，此为皮水。

身肿而冷，状如周痹周身血脉不通，而为骨节痹痛，胸中窒，不能食，反聚痛，暮躁不得眠，感寒湿也，湿为阴邪，盛于阴时，故暮躁不得眠也。此为黄汗，痛在骨节。此倒装句法，即"痛在骨节，此为黄汗"。

咳而喘，不渴者，此为脾胀注家多作"肺胀"，其状如肿，发汗即愈。

然诸病此者，渴而下利，小便数者，二者皆津液伤也，津液从二便去也。皆不可发汗。亡失津液，故不可汗。（四）

里水者，一身面目黄黄乃脾之色，水湿伤脾也肿，其脉沉，小便不利，故令病水。假如小便自利，此亡津液，不可发汗利小便也。故令渴也，越婢加术汤主之。即麻杏石甘汤去杏仁，加白术、生姜、大枣。此亦倒装句，应在"故令病水"之后。方见下。（五）

◎《金匮要略直解》：里有水则脉沉，小便不利，溢于表则一身面目黄肿，故与越婢加术汤，以散其水。若小便自利，此亡津液而渴，非里水之证，不用越婢汤也。越婢加术汤，当在故令病水之下。

跗阳脉当伏，今反紧主寒，本自有寒，疝瘕，腹中痛，此寒疝腹痛也。医反下之本应温之，下之即胸满短

气。伤胸中大气也。（六）

跌阳脉当伏，今反数主热，本自有热，消谷，小便数，此消渴也。今反不利本应小便利，此欲作水。水肿也。（七）

消渴后期发作水肿，主病重，此肾功能衰退也。

寸口脉浮而迟，浮脉则热，浮主风，风为阳邪故热。迟脉则潜，迟主内寒，被热所遏，即潜伏于内。热潜相搏，风邪入里。名曰沉；不能外达，故曰沉。跌阳脉浮而数，浮脉即热，浮为风热。数脉即止，数为里热，留止于内。热止相搏，表邪入里。名曰伏；伏止于里。沉伏相搏，不能外达，伏止于里，病邪不去。名曰水；沉则脉络虚，正虚为本。伏则小便难，邪实为标。虚难相搏，本虚邪实。水走皮肤，即为水矣。（八）

本条借脉，论述水气病形成的病机。

寸口脉弦水饮也而紧寒，弦则卫气不行，即恶寒，水不沾流，水液不能正常流行。《说文解字》："沾，一曰益也，义同添。"走于肠间。

少阴脉紧而沉，紧则为痛，沉则为水，小便即难。
（九）

可用麻黄附子细辛汤。

◎《医门法律》：弦为水，聚为寒，水寒在肺，则营
卫不温分肉而恶寒，肺之治节不行，不能通调水道，故水
不沾流而但走大肠之合也，即肺水者，其身肿，小便难，
时时鸭溏之互辞也。《金匮要略编注二十四卷》：此肾脏独
受寒邪内郁，而为正水也，少阴肾脉，紧则寒邪凝滞正气
于内，曰紧则为痛；沉则卫气郁而不宣，三焦壅闭，水即
泛滥，曰沉则为水，决渎无权，小便即难。

脉得诸沉，当责有水，身体肿重。倒装句法。水病脉
出者死。指脉暴出而无根，主阴盛于内，阳越于外，真气
涣散之象。（十）

正水之病，脉沉则吉，可用麻黄附子细辛汤。若脉暴
出而无根，主真气离根，脱散于外，脉证相反，故主死。

夫水病人，目下有卧蚕，面目鲜泽，脉伏，其人消渴
津液不布。病水腹大，小便不利，其脉沉绝者，有水，可
下之斟酌之词，即"小大不利，治其标也"。（十一）

问曰：病下利后，渴饮水，小便不利，腹满因肿《脉经》作"阴肿"，宜从者，何也？答曰：此法当病水，若小便自利说明小便通畅与否，有关水肿病的预后安危及汗出者，自当愈。（十二）

此条类似急性肾功能衰竭也，可出现腹泻，小便不利。仲景临床观察精详。

◎《金匮要略直解》：病下利则脾土衰而津液枯竭，故渴引饮；而土又不能制水，故小便不利也；脾恶湿，是以腹满；肾主水，是以阴肿，此为病水无疑。若小便利则水行，汗出则水散，虽不药而自愈矣。2004 年 11 月张某（女，54 岁）因辟谷，突发下利，日数十行，小便极少，口渴欲饮，越二日，证越笃，急送杭州市中医院，检查诊断为急性肾功能衰竭、尿毒症。经大量输液，补充血容量渐安。

心水者，其身重《千金要方》作"身肿"而少气，不得卧，烦而躁，其人阴肿。（十三）

肝水者，其腹大肝腹水也，不能自转侧，胁下腹痛，

时时津液微生，小便续通。肝主疏泄，气行则津液自布，小便自通。（十四）

肺水者，其身肿，小便难，时时鸭溏鹜溏也，即粪水相混而下，清稀而不实。（十五）

脾水者，其腹大，四肢苦重，津液不生，脾气不能散精故也。但苦少气气字从米，小便难。有水故也。（十六）

◎《金匮要略心典》：脾主腹而气行四肢，脾受水气，则腹大四肢重。津气生于谷，谷气运于脾，脾湿不运，则津液不生而少气。小便难者，湿不行也。

肾水者，其腹大，脐肿腰痛，不得溺，阴下湿如牛鼻上汗，水性润下也。其足逆冷，面反瘦。病久，精微丧失殆尽，故面瘦。（十七）

师曰：诸有水者，腰以下肿，当利小便；腰以上肿，当发汗乃愈。（十八）

本条指出水气病治疗的一般原则。诸有水者，指一切水肿病。凡治水肿病，腰以下肿者，其病多在下在里属阴，当用利小便的方法，使潴留于下部在里之水，从小便排出；腰以上肿者，其病多在上在表属阳，当用发汗的方法，使潴留于上部在表之水，从汗液排泄。此即《素问·汤液醪醴论》"开鬼门、洁净府"的治法。鬼门，又云魄门，肺藏魄也，肺与尔毛相合；又名玄府，黑色的毛所在的孔府，即汗孔也。乃因势利导之法。

师曰：寸口脉沉而迟，沉则为水，迟则为寒，寒水相搏。趺阳脉伏，水谷不化，脾气衰则鹜溏，胃气衰则身肿。少阳三焦也脉卑沉而无力。主三焦决渎无权，气水之路不通，少阴脉细，主精血伤。男子则小便不利，妇人则经水不通，经为血，血不利则为水，名曰血分。经水不通而断绝，然后水肿，病虽在水，实发于血，血不利则为水，指瘀血所致的水肿，故名血分。山田业广《金匮要略札记》："分者，分在于一处，而不能流通之谓。"（十九）

问曰：病有血分水分，何也？师曰：经水前断，后病水，名曰血分，此病难治；先病水，后经水断，名曰水分，此病易治。何以故？去水，其经自下。（二十）

◎《金匮要略心典》：此复设问答，以明血分、水分之异。血分者，因血而病为水也；水分者，因水而病及血也。血病深而难通，故曰难治；水病浅而易行，故曰易治。

问曰：病者苦水，面目身体四肢皆肿，小便不利，脉之，不言水，反言胸中痛，气上冲咽，状如炙肉烤肉块也，形容咽中如有物阻塞，当微咳喘。从"脉之"至"当微咳喘"均为师所言也。审如师言，其脉何类？

师曰：寸口沉而紧，沉为水，紧为寒，沉紧相搏，结在关元，始时当微，年盛不觉。阳衰之后，营卫相干，阳损阴盛，结寒微动，宜温肾降冲也。肾气上冲，喉咽塞噎，胁下急痛。医以为留饮而大下之，气即气冲也击冲击不去，其病不除。后重吐之，伤胃气，伤津液。胃家虚烦，咽燥欲饮水，小便不利，水谷不化，面目手足浮肿。又以葶苈丸下水，当时如小差，食饮过度，肿复如前，胸胁苦痛，象若奔豚，其水扬溢，则浮浮肿咳喘逆。当先攻《说文解字》："攻，击也。"《考工记》："攻木、攻皮、攻金。"注曰："攻，犹治也。"击治也。（《易·蒙》王弼注）冲气，令止，乃治咳，咳止，其喘自差。先治新病，病此

痼疾也，指水肿病当在后。（二十一）

风水，脉浮身重，汗出恶风者，此表虚者。防己黄芪汤主之。腹痛者加芍药。芍药可缓急止痛，又可利小便而去水。（二十二）

防己黄芪汤方： 方见湿病中。

◇傅某，男，40 岁。患风水证，久而不愈，于 1973 年 6 月 25 日来就诊。患者主诉：下肢沉重，胫部浮肿，累则足跟痛，汗出恶风。切其脉浮虚而数，视其舌质淡白，有齿痕，认为是风水，尿蛋白（＋＋＋＋），红、白细胞（＋），诊断属慢性肾炎。下肢沉重，是寒湿下注；浮肿，为水湿停滞；汗出恶风，是卫气虚，风伤肌腠；脉浮虚数，是患病日久，体虚表虚脉亦虚的现象。选用防己黄芪汤。汉防己 18 克，生黄芪 24 克，生白术 9 克，炙甘草 9 克，生姜 9 克，大枣 4 枚，擘，水煎服。嘱长期坚持服用之。1974 年 7 月 3 日复诊：患者坚持服前方 10 个月，检查尿蛋白（＋）。又持续服两个月，蛋白尿基本消失，一切症状痊愈。（《岳美中医案集》）

风水此表实者用恶风故用生姜、大枣调和营卫，一身悉肿，故用麻黄行水退肿。脉浮故用麻黄解表不渴，续陆续之续，言汗常出而不止自汗出，无大热，故用石膏。越婢汤主之。（二十三）

越婢汤方

麻黄六两　石膏半斤　生姜三两　大枣十五枚　甘草二两

上五味，以水六升，先煮麻黄，去上沫，内诸药，煮取三升，分温三服。恶风者加附子一枚，炮。风水加术四两。即越婢加术汤。古今录验。

◎《金匮悬解》：风水恶风，一身悉肿者，水胀于经络也，续自汗出无大热者，表郁作热，热蒸于内，风泄于外，是以汗出而泄之未透，故外无大热。越婢汤麻黄、石膏发表而清热，姜、甘、大枣补土而和中也。

皮水应具备第一条皮水之其他症状，如"脉浮，皮肤浮肿，按之没指，不恶风，不渴"，此处省文耳为病，四肢肿，水气在皮肤中，四肢聂聂树叶动貌动者，水在四肢皮肤中故也。防己茯苓汤主之。（二十四）

防己茯苓汤方

防己三两　黄芪三两　桂枝三两　茯苓六两　甘草二两

上五味，以水六升，煮取二升，分温三服。

皮水证者不恶风，本条因无"汗出恶风"，故用防己黄芪汤去白术、生姜、大枣之止汗出，调营卫，加桂枝、茯苓通阳化气利小便而祛水气。

◇李某，男，6岁。症状：全身浮肿兼旬，先自足跗部开始，面目及身逐渐浮肿，腹皮膨胀如鼓，四肢水气聂聂动，色明亮，皮光薄，按之凹陷，阴囊肿大如柑，水液淋漓渗出，溲短气喘，脉象浮弱。病缘脾虚不能制水，肾关不利，复外感风寒，湿邪引动而急剧发作。治宜补虚托表，兼佐利水，使卫气行而潴留体表之水邪消退。仿《金匮要略》防己茯苓汤加味而治，日服一剂，七日后体重四十八斤减为二十四斤，水去殆半，痊愈出院。防己一钱，茯苓一钱，黄芪一钱，桂枝六分，炙草四分，陈皮六分，腹皮一钱。陈皮、腹皮加味药也，使气行则水行。（《陈耀庚医案》）

里水《外台秘要》作"皮水"，是也，越婢加术汤主之，甘草麻黄汤亦主之。（二十五）

越婢加术汤方：见上。于内加白术四两，又见脚气中。

甘草麻黄汤方

甘草二两　麻黄四两

　　上二味，以水五升，先煮麻黄，去上沫，内甘草，煮取三升，温服一升，重再也覆犹被也汗出，谓再覆以被，使之汗出。不汗，再服。慎风寒。

　　◎本条一病两方，应加以比较。据《中风篇》附方《千金》越婢加术汤主疗中有谓"腠理开，汗大泄"。《金匮要略·水气病》第二十三条，用越婢汤，其证"续自汗出"。本条甘草麻黄汤后用法曰："温服一升，重覆汗出，不汗，再服"。可知越婢加术汤证是有汗的，而且汗很多，汗多的原因，是由于内热所迫；甘草麻黄汤证是无汗的，无汗的原因，是由于表实。临证宜详辨之。《医宗金鉴》：里水之"里"字，当是"皮"字，岂有里水而用麻黄之理，阅者自知是传写之讹。《金匮要略浅注》：一身面目黄肿，谓之里水，乃风水深入肌肉，非脏腑之表里也。腠实无汗，胃热内向，欲迅除其热，越婢加术汤主之。欲迅发其汗，甘草麻黄汤亦主之。

　　水之为病，其脉沉小，属少阴；浮者为风；无水虚胀者为气。当温运中气。仲景举气病虚胀一证，示人当与水病相鉴别。水，发其汗即已。脉沉者宜麻黄附子汤；浮者宜杏子汤。（二十六）

麻黄附子汤方

麻黄三两　甘草二两　附子一枚，炮

上三味，以水七升，先煮麻黄，去上沫，内诸药，煮取二升半，温服八分，日三服。

杏子汤方： 未见，恐是麻黄杏仁甘草石膏汤。

◇覃某，女性，年约 50 余。因全身浮肿，来院医治。患者于入院前三月，初起眼睑浮肿，继即全身肿胀，按之有凹陷，体重由八十余市斤增至一百四十余市斤，行动困难，食欲不振，大便软，小便少。素无心悸、气促及两脚浮肿史，经化验诊断为肾脏性水肿，脉之沉小。初拟五苓散、济生肾气丸之类，连服多剂，毫无作用。筹思再三，患者先从颜面肿起，正符合《金匮要略》所谓"腰以上肿宜发汗"之旨，同时忆及吴鞠通肿胀一案，因仿其法，用麻黄附子甘草汤，连服三剂，汗出至腿以下，顿觉全身舒适，但肿消失不著。继用五苓散及济生肾气丸多剂，功效大著，关门大开，小便清长，日夜十余次。二周后，全身肿胀消失，体重减至八十余市斤，恢复原来体重，患者愉快出院。(《湖南中医医案选辑》第一集)

厥而皮水者，蒲灰散主之。方见消渴中。(二十七)

问曰：黄汗之为病，身体肿一作重，发热汗出出汗色黄也而渴，状如风水，汗沾衣，色正黄如柏汁柏，应为"蘗"，黄柏汁也，脉自沉，何从得之？师曰：以汗出入水中浴，水从汗孔入得之，宜芪芍桂酒汤主之。（二十八）

黄芪芍桂苦酒汤方

黄芪走表行水气也，必须用生黄芪五两　芍药三两　桂枝配芍药调营卫三两

上三味，以苦酒活血祛瘀热，山边文伯《金匮要略笺注》："《通雅》曰：'《论语》沽酒，恶酒也。沽通作苦。粗恶曰苦。'以之推之，恶酒亦呼为苦酒，与醇酒同是酒，而有美恶之异，则亦不可以同物论也。"一升，水七升，相和，煮取三升，温服一升，当心烦，服至六七日乃解。若心烦不止亦暝眩之一种也者，以苦酒阻"云苦酒阻者，欲行而未得遽行，久积药力，乃自行耳，故曰服至六七日乃解"（《金匮要略心典》）故也。一方用美酒醯代苦酒。

◎《金匮要略方论本义》：古人称醋曰苦酒，非另有所谓苦酒也。美酒醯，即人家家制社醋是也，亦即镇江红醋。醋之劣者，即白酒醋，各处皆是，总以社醋入药。魏荔彤，1720年著《金匮要略方论本义》，迄今三百年，已

言及镇江红醋之盛名了。

◎周某，女，48岁，邹平县社员，1979年6月初诊。去年深秋劳动结束后，在小河中洗澡，受凉后引起全身发黄浮肿，为凹陷性，四肢无力，两小腿发凉怕冷，上身出汗，下身不出汗，汗发黄，内衣汗浸后呈淡黄色，腰部经常串痛，烦躁，下午低烧，小便不利……脉沉紧，舌苔薄白。服芪桂芍苦酒汤（黄芪30克，桂枝18克，白芍18克，水二茶杯，米醋半茶杯，头煎煮取一杯；二煎时加水二杯，煮取一杯，头煎液和二煎液合在一起，为分二份，早晚各一份），共服六剂，全身浮肿消退，皮肤颜色转正常，纳增。（《山东中医学院学报》1980，2：55）

黄汗之病，两胫自冷；假令发热胫部发热也，此属历节。食已汗出，又身常暮盗汗出者，此劳气也气虚劳损也。若汗出已反发热瘀热重者，久久其身必甲错；发热不止者，必生恶疮。血脉不通，瘀热盛，腐败气血，化而为脓，即"久不愈，必致痈脓也"。

此段鉴别诊断也，与历节、劳气相鉴别。

若身重，汗出已辄轻者，久久必身瞤。水湿久则伤阳气。瞤即胸中痛，胸阳不足。又从腰以上必汗出，下无汗，腰髋弛《说文解字》："弛，弓解也。《广雅》："缓也"痛，如有物在皮中状，剧者不能食，身疼重，烦躁，小便不利，此为黄汗，桂枝加黄芪汤主之。（二十九）

桂枝加黄芪汤方

桂枝三两　芍药三两　甘草二两　生姜三两　大枣十二枚以上为桂枝汤，调和营卫　黄芪二两加黄芪走表行水，补益卫阳之气

上六味，以水八升，煮取三升，温服一升，须臾饮热稀粥一升余，以助药力，温覆取微汗；若不汗，更取。

对于黄汗的治疗，后世不断有所发展，在药物方面，除选用上述两方之黄芪、桂枝、芍药、甘草外，常根据病情适当配伍麻黄连翘赤小豆汤，以增强除湿清热之效。

师曰：寸口脉迟而涩，迟则为寒，涩为血不足。趺阳脉微而迟，微则为气气虚也，迟则为寒。寒气不足，则手足逆冷；手足逆冷，则营卫不利；营卫不利，则腹满脾也胁鸣肝也相逐不止之意；气转膀胱；营卫俱劳虚也；阳气不通即身冷，阴气不通即骨疼；阳阳气也前通前，《说文解字注》："前，齐断也……前，古假借作剪。"前通，即断绝流通之意则恶寒，阴阴血也前通则痹不仁；

阴阳相得调和、冲和也，其气乃行"谓其佳候也"（山田业广《金匮要略札记》），大气指膻中之宗气。《灵枢·五味》："大气积于胸中。"《刺节真邪》："宗气流于海。"膻中，气海也一转转动。"谓其恶候也"（山田业广《金匮要略札记》），其气乃散；实则失气，虚则遗尿，名曰气分。（三十）

行则失气，气行则却，散则遗尿，难治。预后不同如此。

气分，心下坚硬也，大如盘取义在大，边如旋杯旋，圆也。取义在圆。旋杯，坚大而圆也，水饮所作，桂枝去芍药嫌其阴柔妨碍阳气之运行加麻辛附子汤主之。（三十一）

桂枝去芍药加麻黄细辛附子汤方

桂枝三两　生姜三两　甘草二两　大枣十二枚　麻黄二两　细辛二两　附子一枚, 炮

上七味，以水七升，煮麻黄，去上沫，内诸药，煮取二升，分温三服，当汗出，如虫行皮中，即愈。汗出阳气通。

此温心阳化寒水，两少阴合治法也，故用桂枝配甘

草、桂枝配附子，两组药对。

◎《金匮要略心典》：气分即寒气乘阳之虚，而结于气者，心下坚大如盘，边中旋盘，其势亦已甚矣。然不直攻其气，而以辛甘温药，行阳以化气，视后人之袭用枳、朴、香、砂者，工拙悬殊矣。云当汗出如虫行皮中者，盖欲使既结之阳，复行周身而愈也。

心下坚，大如盘，边如旋圆也盘，水饮所作，枳术汤主之。（三十二）

枳术汤方

枳实七枚　白术二两

上二味，以水五升，煮取三升，分温三服，腹中软，即当散也。

水气痞结于胃脘部，本方重用枳实行气散结，少佐白术健脾利水。

附方

《外台》防己黄芪汤：治风水，脉浮风也为在表，其人或头汗出表虚也，表无他病，无恶寒发热也。病者但只是，仅下重，从腰以上为和，腰以下当肿及阴，水湿趋下也。难以屈伸言下肢也。方见风湿中。

黄疸病脉证并治第十五

疸：本作"瘅"。瘅，热也。

《说文解字》："疸，黄病也"。

黄疸：以身目发黄为其主证。

寸口脉浮而缓，浮则为风，缓则为痹闭也，湿不去也，痹非中风，虽脉见浮缓，但实非太阳中风证。四肢苦烦，脾色必黄，瘀热以行。（一）

趺阳脉紧而数，数则为热，热则消谷，紧则为寒，食即为满。尺脉浮为伤肾，趺阳脉紧为伤脾。风寒相搏，食谷即眩，谷气不消，胃中苦浊，指湿热，故不能乱吃。浊气下流，小便不通，阴被其寒，热流膀胱，身体尽黄，名曰谷疸。水谷不化成精微，反成为一团浊气，使胃中苦浊，浊气使身体尽黄也，故名谷疸。"谷疸者，实成于谷气耳。"（尤在泾）"谷饪之邪，从口入者"。"食伤脾胃也"。

额上黑，微汗出，手足中热，薄暮即发，膀胱急，瘀热在内。小便自利，名曰女劳疸，腹如水状不治。

心中懊憹而热，不能食，时欲吐，名曰酒疸。（二）

本条论述谷疸、女劳疸、酒疸的病机与证候。

阳明病，脉迟者，食难用饱，饮食不可过饱也。饱则发烦发烦，《伤寒论》作"微烦"头眩，小便必难，此欲作谷疸。虽下之，腹满如故，所以然者，脉迟故也。（三）

此阴黄也，可用茵陈术附汤加减。

◎《医宗金鉴》：谷疸属胃热，脉当数，今脉迟，脾脏寒也。寒不化谷，所以虽饥欲食，食难用饱，饱则烦闷，胃中填塞，健运失常也。清者阻于上升，故头眩，浊者阻于下降，故小便难也。此皆欲作谷疸之征，其证原从太阴寒湿郁黣而生，若误以为阳明湿热发黄下之，虽腹满暂减，顷复如故，所以然者，脉迟寒故也，此发明欲作谷疸，属脾阴寒化，而不可下者也。

夫病酒黄疸，必关键词小便不利，其候心中热，足下热，是其证也。（四）

酒黄疸者，或无热，靖言靖，古"静"字，安定也。名古屋玄医《金匮要略注解》："无热者，靖言，则有热者必当多言。"了了明瞭，谓语言不乱，腹满欲吐，鼻燥，属脾。其脉浮者先吐之，沉弦者先下之。（五）

酒疸，心中热，欲呕者，吐之愈。（六）
以上条文中，酒疸均有欲吐、欲呕之症状，说明酒毒在胃，胃气上逆，如能上越吐出，其病可愈。
◎《医宗金鉴》：酒体湿而性热，过饮之人，必生湿热为疸病也。无热，无外热也；谵语鼻燥，有内热也；小腹满，湿热蓄于膀胱也；欲吐，湿热酿于胃中也。其脉浮者，酒热在经，先吐之以解外也；沉弦者，酒饮在里，先下之以解内也。《金匮要略论注》：然酒疸心中热，方恶其结热不行，假使欲吐，正热邪欲出之机，故曰吐之愈。

酒疸下之，久久"凡疸久久不差，而色老者，多带黑色，谓之黑疸。非有一种黑疸病，故另无治法"（山田业广《金匮要略札记》）为黑疸，目青面黑，心中如啖蒜齑状胃中热辣感，大便正黑类似现今之酒精性肝硬化导致消化道出血，皮肤爪之不仁，其脉浮弱，虽黑瘀血微黄湿热，故知之。（七）

师曰：病黄疸，发热烦喘，胸满口燥者，以病发时火劫其汗，两热所得，然黄家所得，从湿得之。真言也。一身尽发热而黄，肚热，热在里，三个"热"字，说明发热重。当下之。（八）

脉沉，渴欲饮水，小便不利者，皆发黄。（九）
此为阳黄湿重于热，当以茵陈五苓散主之。

腹满，舌痿黄，燥《医统》本作"躁"不得睡，属黄家。舌痿疑作身痿。（十）

黄疸之病，当以十八日为期，十八日为土旺之数，黄疸者脾胃之病，故以其数为瘥期。应看作当以十八日为一个疗程。治之十日以上瘥，反剧为难治。（十一）

说明仲景看到过黄疸流行的治疗情况。本人于 20 世纪 80 年代末，见到急性黄疸型肝炎（甲肝）的预后，确是如此。

◎《金匮要略心典》：土无定位，寄王于四季之末各十八日三、六、九、十二月之末也。黄者土气也，内伤于脾，故即以土王之数，为黄病之期。盖谓十八日脾气至而虚者当复，即实者亦当通也。治之十日以上瘥者，邪浅而正胜之，则易治；否则，邪反胜正而增剧，所谓病胜脏者也，故难治。

疸而渴者，其疸难治，疸而不渴者，其疸可治。发于阴部，其人必呕；阳部，其人振寒而发热也。（十二）

疸而渴者，热盛伤阴也，故曰难治；疸而不渴者，湿也，故曰可治。

谷疸之为病，寒热不食，食即头眩，心胸不安，久久发黄病有一个潜伏期为谷疸，茵陈蒿汤主之。（十三）

茵陈蒿汤方

茵陈蒿六两重用　栀子十四枚　大黄二两

上三味，以水一斗，先煮茵陈，减六升，内二味，煮取三升，去滓，分温三服。小便当利，尿如皂角汁状，色正赤。一宿腹减，黄从小便去也。

说明大黄、栀子应后入，煎的时间短，仅煎掉一升水的时间而已。

◎《金匮要略心典》：谷疸为阳明湿热瘀郁之证。阳明既郁，营卫之源壅而不利，则作寒热；健运之机窒而不用，则为不食；食入则适以助湿热而增逆满，为头眩，心胸不安而已。茵陈、栀子、大黄，苦寒通泄，使湿热从小便出也。

黄家日晡中时，薄暮也所发热，而反恶寒，阴阳两虚。此为女劳得之；膀胱急，瘀热也。少腹满，身尽黄，女劳疸也，发黄。额上黑，肾之色，黑疸也。面黑，故名黑疸。《张氏医通》又名色瘅，"此因房事过伤，血蓄小腹而发黄"。喻昌《医门法律》云："女劳疸非急去膀胱少腹之瘀血，万无生路。"又云："因女劳而成疸者，血瘀不行，为难治矣！"足下热，肾阴虚为主。因作黑疸，其腹胀如水状，非水，乃瘀血也。大便必黑，时溏，瘀热。此女劳之病，非水也。腹满者难治，第二条："女劳疸，腹如水状不治。"腹满土败，肾邪更难治也。硝石矾石散主

之。(十四)

硝石矾石散方

硝石"味苦寒"(《神农本草经》)矾石味酸寒，有"消瘀逐浊"之功(《医门法津》)烧。等分

上二味，为散，以大麦粥汁和服方寸匕，日三服。病随大小便去，小便正黄，大便正黑，是候也。

《医宗金鉴》："此方治标固宜，非图本之论。"

酒黄疸，心中懊侬故用栀子豉汤或热痛故用大黄、枳实，有实热也，栀子大黄汤主之。(十五)

栀子大黄汤方

栀子十四枚　大黄一两　枳实五枚　豉一升

上四味，以水六升，煮取二升，分温三服。

此枳实栀子豉汤加大黄也。乃消食清热之方。

◎《医门法津》：此治酒热内结，昏惑懊侬之剂。然《伤寒论》中有云，阳明病，无汗，小便不利，心中懊侬者，身必发黄，是则诸凡热甚于内者，皆足致此，非独酒也。《金匮要略心典》：酒家热积而成实，为心中懊侬或心中热痛，栀子、淡豉彻热于上，枳实、大黄除实于中，亦上下分消之法也。

诸病黄家，但利其小便，假令脉浮，当以汗解之，宜
桂枝加黄芪汤主之。方见水气病中。（十六）

微汗则风去湿去，大汗则但风气去湿不去。

诸黄，猪膏发煎主之。（十七）

猪膏发煎方

猪膏半斤　乱发血余能通小便，消瘀结也如鸡子大三枚

上二味，和膏中煎之，发消药成，分再服，病从小
便出。

黄疸病，茵陈五苓散主之。一本云茵陈汤及五苓散并主之。
余常两方合用，极效。（十八）

茵陈五苓散方

茵陈蒿末十分　五苓散五分。方见痰饮中。

上二物和，先食饮食前服用，有利于走下焦，利水湿
方寸匕，日三服。

黄疸腹满，小便不利而赤，自汗出，里热迫津外泄故
也。此为表和里实实则泻之可也，当下之，宜大黄硝石

汤。（十九）

大黄硝石汤方《脉经》《千金要方》作"大黄黄柏栀子芒硝汤"

大黄　黄柏　硝石当以芒硝为是各四两　栀子十五枚

上四味，以水六升，煮取二升，去滓，内硝，更煮取一升，顿服。

观仲景治黄疸之栀子大黄汤、大黄硝石汤二方，俱用大黄。但大黄并不后下，而是与诸药同煎，说明仲景之用大黄，并非完全取其攻下，而是取其清热利湿，退黄行瘀。

◎静俭堂治验云：荻原辨藏患黄疸，更数医，累月不见效，发黄益甚，周身如橘子色，无光泽，带黯黑，眼中黄如金色，小便短少，色黄如柏汁，呼吸迫促，起居不安，求治于予，乃以指按胸肋上，黄气不散，此疸症之尤重者也，乃合茵陈蒿汤、大黄硝石汤，作大剂，日服三四贴，及三十日，黄色才散去，小便清利而痊愈。（《金匮要略今释》）

黄疸病，小便色不变，欲自利，腹满而喘，不可除热，热除必哕。哕者，小半夏汤主之。方见痰饮中。（二十）

诸黄，腹痛而呕者，宜柴胡汤。必小柴胡汤，方见呕吐中。（二十一）

男子黄萎黄也，身面黄，而目珠不黄，小便自利，当与虚劳小建中汤。方见虚劳中。（二十二）

◇彭某，年20余。身面俱黄，目珠不黄，小便自利，手足烦热，诸药疗无功。予诊其脉细弱，默思黄疸虽有阴阳之不同，未有目珠不黄，小便自利者，脉证合参，脾属土为荣之源，而主肌肉。此必脾虚荣血虚馁，不能荣于肌肤，土之本色外越也。《金匮要略》云："男子黄，小便自利，当与虚劳小建中汤。"仲师明训"虚劳"也能发黄，与寒湿、湿热诸黄不同。当从虚劳治例，与小建中汤加参归以益气养荣。十余服热止黄退。（《中医杂志》1963，9：25）

附方

瓜蒂汤：治诸黄。方见暍病中。

《北史·麦铁杖传》："瓜蒂喷鼻，疗黄不差。"胡身之注《通鉴》曰："黄，热病也，热则上壅，瓜蒂味苦寒，故喷鼻以通关鬲。"

赵良仁《金匮方论衍义》:"古方多用此治黄,或作散,或吹鼻,皆取黄水为效。"

《千金》麻黄醇酒汤: 治黄疸。主无汗表实证。

麻黄三两

上一味,以美清酒五升,煮取二升半,顿服尽。陈元犀《金匮方歌括》:"非麻黄不能走肌表,非美酒不能通营卫。"冬月用酒,春月用水煮之。说明不用酒亦可。

惊悸吐衄下血胸满瘀血病脉证治第十六

惊，《说文解字》："马惊也。从马，敬声。"《玉篇》："骇也。"

悸，《说文解字》："心动也，从心，季声。"考惊与悸对言，则惊属外，悸属内，然散文则互通也。盖惊悸二证皆属心疾，心藏神，主血脉，故合篇讨论。

寸口脉动脉数且如豆粒动摇状。"惊则气乱"，故脉动而弱，动以痰火为多即为惊，弱以虚为主则为悸。（一）

师曰：尺脉浮，目睛晕黄《释名》："晕，卷也。气在外卷结之也，日月皆然。"望诊可见目之白睛部位发生黄晕，衄鼻衄也未止；晕黄去，目睛慧了视物明瞭也，知衄

今犹即也止。（二）

　　了：《说文通训定声》："了，通憭。"《释文》："憭，明也。"

　　丹波元坚《金匮玉函要略述义》："晕黄去，目睛慧了，其脉静者，可推而知也。"

　　◎《医宗金鉴》：浮脉主阳主表，若目睛清洁，主阳表病也；目睛晕黄，主血脉病也。盖以诸脉络于目，而血热则赤，血瘀则黄。今目睛黄晕，知其衄未止也；若黄晕去，目睛慧了，知其衄已止，故曰：衄今止也。

　　又曰：从春至夏衄者太阳，从秋至冬衄者阳明。春伤于风，外邪（太阳）引发鼻衄者多；秋伤于燥，燥热（阳明）引发鼻衄者多也。（三）

　　衄家不可汗，汗出必额上陷，脉紧急额上之动脉，在额角上陷进去的地方能按到脉动。血脱而失其柔和也，直视不能眴脱血亡阴也，双目直视，眼球不能转动，不得眠阳不能入于阴。（四）

　　本条亦见《伤寒论》太阳篇。

　　◎《医宗金鉴》：衄，该吐血而言也，衄血吐血之家，阴已亡矣，若发其汗，汗出液竭，诸脉失养，则额角上陷中之脉为热所灼，紧且急也。

病人面无色**当从《脉经》《千金要方》《外台秘要》作"面无血色"**，无寒热。脉沉弦者，衄；浮弱，手按之绝者，下血；烦咳者，必吐血。（五）

本条论述内伤失血证的几种不同脉证。

夫吐血**此肺出血也，多见于肺痨**，咳逆上气，其脉数而有热，不得卧者，**肺脏伤也**。死。（六）

诸血证脉宜细弱小缓，不宜洪数。洪数者，乃血气上冲，孤阳妄行，故主死。

◎《金匮玉函经二注》：此金水之脏不足故也。外不足则火浮焰，浮焰则金伤。夫阴血之安养于内者，肾水主之，水虚不能安静，被火逼逐而血溢出矣。血出则阳光益炽，有升无降，炎烁肺金，金受其害，因咳逆而上气。金水子母也，子衰不能救母，母亦受害，不能生子，二者之阴，有绝而无复。脉动身热，阳独胜也，不能卧，阴已绝也，阴绝，阳岂独生乎，故曰死也。

夫酒客咳者，必致吐血，此因极饮过度所致也。（七）

1973 年，余治李某，三十余岁，吐血，因系酒家，苔又黄腻，投泻心汤三剂而愈。

寸口脉弦而大，弦则为减，大则为芤，减则为寒，芤则为虚，寒虚相击，此名曰革如按鼓皮，既紧而又中空之感，妇人则半产漏下，男子则亡血。（八）

亡血不可发其表，汗出即寒慄音力而振怕冷寒战也。（九）

夺血者无汗，夺汗者无血也。

病人胸满，唇痿本萎字也，不润泽舌青，口燥，但欲漱水，不欲咽，无寒热，脉微大来迟，腹不满，其人言我满，为有瘀血。（十）

古人早就认识到舌青为瘀血症。

病者如热状，烦满心烦胸满，口干燥而渴，其脉反无热脉无热象也，此为阴血属阴也伏留伏也，是瘀血也，当下之。（十一）

本条为瘀血发热证，可用下瘀血汤治之。

瘀血化热故心烦，阻滞气机故胸满，血瘀化热，再加气不布津，故口干燥而渴，按其脉无数大之象，故断为阴伏，血中有伏热也。当予攻下瘀热。

◎《金匮要略释义》：病者如有热状，谓病者烦满口干燥而渴，俨如热证所呈之证状，然其脉无浮滑数促之象，故曰反无热，足征其非热证。烦满者，胸满且烦也，血瘀而气为之不利，故胸满，口燥亦为血瘀阻气不能化液，其兼烦而口干且渴者，乃瘀久热郁使然。血属阴，血瘀于内，故曰阴伏。当下之，谓当用大黄、桃仁、䗪虫等药下其瘀血也。

火邪者，桂枝去芍药加蜀漆牡蛎龙骨救逆汤主之。（十二）

桂枝救逆汤方

桂枝三两，去皮　甘草二两，炙　生姜三两　牡蛎五两，熬　龙骨四两　大枣十二枚　蜀漆三两，洗去腥

上为末，以水一斗二升，先煮蜀漆常山苗也，减二升，内诸药，煮取三升，去滓，温服一升。

凡属心阳不足，痰扰心神而见惊狂、卧起不安等症

者，均可应用。可用于精神病，蜀漆可代之以茯苓。

2004年11月，张某，女，54岁，急性肾功能衰竭。突然暴发惊怖，卧起不安，脉数，苔薄腻，投本方后获效，神志旋即安定。

本方确有救逆之功，"此方治惊，乃治病中之惊狂不安者"，徐忠可《金匮要略论注》所云，可谓深得我心。亦说明徐氏临证见多识广也。

◎常山、蜀漆……如用量稍多，常致恶心、呕吐，出现此反应也常是产生效果的标志。临床上尝遇有些卒发重症心悸不宁、气短、四肢不温、脉来疾数，往往不易计数（如心率＞160次/分，心电图检查为室性或室上性阵发性心动过速），往往用中西医一般治疗措施而未能控制。曾用本方通阳镇惊安神，因无蜀漆，遂用常山，急煎服之，药液入胃，移时恶心呕吐，吐出痰涎及部分药汁，心动旋即恢复正常，心悸顿失，诸症均减。继以加减出入为方，巩固以防再发。体会到桂枝去芍药加蜀漆牡蛎龙骨救逆汤能满意地控制心动过速，确有"救逆"之功。（徐景藩.关于《金匮》教学的几点体会.中医杂志,1980（11）:57-58.）

心下悸者，半夏麻黄丸主之。（十三）

半夏麻黄丸方

半夏　麻黄等分

上二味，末之，炼蜜和丸小豆大，饮服三丸，日三服。

吐血不止者，柏叶汤主之。（十四）

柏叶汤方

柏叶　干姜各三两　艾三把

上三味，以水五升，取马通汁马尿也一升，合煮取一升，分温再服。

◎《金匮要略论注》：此重不止二字，是诸寒凉止血药，皆不应矣。吐血本由阳虚，不能导血归经，然血亡而阴亏，故以柏叶之最养阴者为君，艾叶走经为臣，而以干姜温胃为佐，马通导火使下为使。愚意无马通，童便亦得。

下血，先便后血，此远"远者，言在肠上"（后藤慕庵《金匮要略方析义》）血也，黄土汤主之。（十五）

黄土汤方：亦主吐血、衄血。

甘草合阿胶以止血　干地黄　白术　附子炮　阿胶　黄芩作为反佐药，防术、附温燥动血，且亦有止血作用各三两　灶中黄土如无灶中黄土，可以赤石脂代之半斤

上七味，以水八升，煮取三升，分温二服。

下血，先血后便，此近血也，"季世所谓脏毒是也。近者，言在肠下"（后藤慕庵《金匮要略方析义》），此湿热蕴结大肠，迫血下行所致。赤小豆当归散主之。方见狐惑中。（十六）

本条所论之近血，即后世所称"肠风下血"及"脏毒"，其中包括痔疾，特别是痔疾感染而成脓肿（肛漏）者，可用赤小豆当归散治疗，或与乙字汤合用：黄芩、大黄、当归、甘草、升麻、柴胡，常获显效。

心气不足，壮火食气也。心火炽盛，耗伤心气，故心气不足也。吐血，衄血，泻心汤主之。（十七）

泻心汤方：亦治霍乱。

大黄二两　黄连一两　黄芩一两

上三味，以水三升，煮取一升，顿服之。

此方以大黄为君，药量为黄连、黄芩之一倍，乃苦寒直折之剂。大黄且入血分，为行瘀止血之品。仲景书中所言心，犹言胃也；泻心，即泻胃中积热也，故本方用治吐血（消化道出血）极效。

呕吐哕下利病脉证治第十七

呕：吐逆之声，因声而得名。然呕吐连言，经文互通用，不必拘耳。

哕：呃逆。杨上善注《太素》："哕，气忤。"

夫呕家有痈此指内痈，有肺痈、肝痈等。痈乃病之本也脓，不可治呕呕，出现的症状，乃病之标也，脓尽自愈。（一）

务必治病求本。

先呕却再渴者水饮去也，此为欲解。先渴却再呕者，为水停心下，此属饮家。

呕家本渴，今反不渴故可用小半夏加茯苓汤也。夏、姜辛温燥津，渴家忌之者，以心下有支饮故也，此属支

饮。（二）

本条内容见于痰饮篇，本篇复出，是因彼重在论痰饮之证，此重在论呕吐之因。

问曰：病人脉数，数为热，当消谷引食，而反吐者，何也？师曰：以发其汗，令阳微，膈气胸中宗气虚，脉乃数，数为客热，不能消谷，胃中虚冷故也。

脉弦阴脉，主寒者，虚也，胃气无余所剩无几，朝食暮吐，变为胃反食入反出也。寒在于上胃中，医反下之攻大肠也，多用苦寒耗气之品，今脉反弦，故名曰虚。（三）

寸口脉微而数客热也，微则无气，无气则营虚，营虚则血不足，血不足则胸中冷。（四）

趺阳脉浮而涩，浮则为虚，涩则伤脾，脾伤则不磨，朝食暮吐，暮食朝吐，宿谷不化，名曰胃反。脉紧而涩，其病难治。（五）

病人欲吐者，不可下之。治病当因势利导。（六）

哕而腹满，或是水湿潴留于膀胱，或是宿食潴留于大
肠。视其前后，知何部不利，利之即愈。通过视其前后，
知何部不利，才能明确诊断，是利小便还是通大便，便通
气顺，腹满、呃逆自平。朱肱《类证活人书》："前部不利
者，猪苓汤；后部不利者，调胃承气汤。"可参考。（七）

呕而胸满者，茱萸汤主之。（八）

茱萸汤方 *《伤寒论》作吴茱萸汤*

吴茱萸温中降逆一升　人参三两　生姜六两重用以降逆
止呕，且散寒饮　大枣十二枚

上四味，以水五升，煮取三升，温服七合，日三服。

干呕，吐涎沫，头痛者，茱萸汤主之。方见上。（九）

呕而肠鸣，心下胃脘部痞者，半夏泻心汤主之。（十）

半夏泻心汤方

半夏半升，洗　黄芩三两　干姜三两　人参三两　黄连一
两　大枣十二枚　甘草三两，炙

上七味，以水一斗，煮取六升，去滓再煮，取三升，

温服一升，日三服。

上有呕，下有肠鸣，中有痞，上下交病，治其中可也，故用半夏泻心汤，辛开苦降，使中焦升降复常，则痞、呕、肠鸣均瘥。

主症为呕，故以半夏降逆止呕为君。

◎《金匮要略心典》：邪气乘虚陷入心下，中气则痞，中气既痞，升降失常，于是阳独上逆而呕，阴独下走而肠鸣，是虽三焦俱病，而中气为上下之枢，故不必治其上下，而但治其中。黄连、黄芩苦以降阳，半夏辛以升阴，阴升阳降，痞将自解。人参、甘、枣则补养中气，以为交通阴阳上下之用也。

干呕而利者，黄芩加半夏生姜汤主之。（十一）

黄芩加半夏生姜汤方

黄芩三两　甘草二两，炙　芍药二两　半夏半升　生姜三两　大枣十二枚

上六味，以水一斗，煮取三升，去滓，温服一升，日再，夜一服。

因利下故用黄芩汤，因干呕故加半夏、生姜。

诸言治证之广也呕吐，谷不得下者，小半夏汤主之。方见痰饮中。（十二）

从此条可悟出各种呕吐均可酌用半夏、生姜。《千金要方》论呕吐哕逆："凡呕者多食生姜，此是呕家圣药。"可能小半夏汤原方加人参更好。李东垣云："……用小半夏汤。不愈者，服大半夏汤立愈，此仲景心法也。"大半夏汤亦无非半夏配人参也。

呕吐而病在膈上即膈上有水饮停留也，后思水"此先呕却渴，此为欲解"（本篇第二条）者，解，急与之。思水者，猪苓散主之。（十三）

猪苓散方

猪苓　茯苓　白术各等分

上三味，杵为散，饮服方寸匕，日三服。

饮在膈上，位高，故不用泽泻利下焦之水，亦不用桂枝温化膀胱之气了。

呕而脉弱虚寒，小便复利，说明此呕非水饮也，乃阳虚火不生土也。身有微热，虚阳浮越之势。见厥阴盛阳虚者，难治，四逆汤主之。（十四）

四逆汤方

附子一枚，生用　干姜一两半　甘草二两，炙

上三味，以水三升，煮取一升二合，去滓，分温再服。强人可大附子一枚，干姜三两。

即通脉四逆汤方也，治阴盛格阳于外，"身反不恶寒，其人面色赤"或"脉微欲绝"。

呕而发热者，病在少阳，胆热犯胃也。小柴胡汤主之。（十五）

小柴胡汤方

柴胡半斤　黄芩三两　人参三两　甘草三两　半夏半斤　生姜三两　大枣十二枚

上七味，以水一斗二升，煮取六升，去滓再煎，取三升，温服一升，日三服。

正因为治"呕而发热"，故半夏、柴胡量特大。半夏止呕，柴胡退热也。

胃反呕吐者，大半夏汤主之。《千金》云：治胃反不受食，食入即吐。《外台》云：治呕，心下痞鞭者。（十六）

大半夏汤方

半夏二升《千金要方》《外台秘要》作三升，洗完用即用生半夏　人参三两　白蜜一升

上三味，以水一斗二升，和蜜扬之二百四十遍即充分搅匀，同煮，煮取二升半，温服一升，余分再服。

本方重用半夏。小半夏汤仅用一升，小柴胡汤仅用半斤。蜜是水的 1/12，水、蜜与药同煎，且要久煎。要煎掉 10/13 强的水蜜方是。现一般均是煎好后加蜜，是不对的！半夏也不重用，故效微。

◇邑宰张孟端夫人，忧怒之余，得食辄噎，胸中隐隐痛，余诊之曰：脉紧且滑，痰在上脘，用二陈加姜汁、竹沥。长公伯元曰：半夏燥乎？余曰湿痰满中，非此不治，遂用四剂，病尚不减，改大半夏汤，用四贴，胸痛乃止，又四贴，而噎亦减，服二十剂而安，若泥半夏为燥，而以它药代之，其能愈乎！惟痰不盛形不肥者，不宜予也。（《医宗必读》）

食已即吐者，大黄甘草汤主之。《外台》方。又治吐水。（十七）

大黄甘草汤方

大黄四两　甘草一两

上二味，以水三升，煮取一升，分温再服。

大半夏汤治胃家久虚，朝食暮吐，暮食朝吐之反胃病；大黄甘草汤治胃家实热，食已即吐之症，一虚一实，一寒一热，大相径庭。

◎张姓，女孩，生甫一周，秽浊郁积肠胃，胎粪不下，热邪格拒，三天来腹部胀满，大便不通，不吮乳，呕吐，面赤，啼哭，烦燥不安，舌苔微黄浊腻，指纹紫暗，法当清泄肠胃浊腻：大黄5克，甘草3克，每日一剂，三日后，腹胀满消失，便通，即能吮乳。（《浙江中医药》1979，11：446）

胃反，吐而渴欲饮水者，茯苓泽泻汤主之。（十八）

本条胃反，实为反复呕吐之互辞，系中焦停饮所致，与"朝食暮吐，暮食朝吐，宿谷不化"之胃反迥异。

茯苓泽泻汤方：《外台》云：治消渴脉绝，胃反吐食之，有小麦一升。

茯苓半斤　泽泻四两　甘草二两　桂枝二两　白术三两　生姜四两

上六味，以水一斗，煮取三升，内泽泻，再煮取二升半，温服八合，日三服。

本方即苓桂术甘汤加泽泻、生姜而成。苓桂术甘汤是仲景治疗中焦停饮的主方，再加大量生姜散饮降逆止吐、泽泻配白术升清降浊，以消水饮，此证胃内有停水也。

◎《金匮要略浅注》：今有夹水饮而病胃反，若吐已而渴，则水饮从吐而俱出矣；若吐未已而渴欲饮者，是旧水不因其得吐而尽，而新水反因其渴饮而增，愈吐愈渴，愈饮愈吐，非从脾而求输转之法，其吐与渴，将何以宁，以茯苓泽泻汤主之。

吐后，渴欲得水而贪饮者，文蛤汤主之。兼主微风，脉紧，头痛。（十九）

文蛤汤方

文蛤 生津止渴 五两　麻黄 合杏仁、甘草主微风脉紧头痛也 三两　甘草 三两　生姜 三两　石膏 清热止渴 五两　杏仁五十枚　大枣 姜、枣调营卫，亦主微风也。风寒不盛，故名"微风" 十二枚

上七味，以水六升，煮取二升，温服一升，汗出即愈。

说明病有兼证，可兼而治之。先有吐，伤津里热而渴饮，再兼有风寒轻证，脉紧、头痛，故用文蛤，即海蛤有花纹者，治"渴欲饮水不止"，能生津止渴（消渴篇第六条），再配合石膏清热生津止渴，各重用至五两，配合麻、杏、甘草治"微风、脉紧、头痛"，生姜、大枣亦调营卫，而驱散微风耳。

◎《金匮要略心典》：吐后水去热存，渴欲得水，与前猪苓散证同，虽复贪饮，亦止热甚而然耳。但与除热导水之剂足矣，乃复用麻黄、杏仁等发表之药者，必兼有客邪郁热于肺不解故也。观方下云汗出即愈，可以知矣。曰兼主微风，脉紧，头痛者，以麻杏石甘本擅祛风发表之长耳。

干呕吐逆，吐涎沫，半夏干姜散主之。（二十）

半夏干姜散方

半夏　干姜各等分

上二味，杵为散，取方寸匕，浆水一升半，煎取七合，顿服之。

中阳不足，寒饮内盛的呕逆证治。故不用生姜之散，而用干姜之守。

病人胸中似喘不喘，似呕不呕，似哕不哕，彻通也（《说文解字》）心中胃也愦愦然胃中闷乱之貌。愦，《说文解字》："乱也。"无奈者，生姜半夏汤主之。（二十一）

生姜半夏汤方

半夏半升　生姜汁一升重用为君药。半夏反为臣佐药

上二味，以水三升，煮半夏，取二升，内生姜汁，煮取一升半，小冷，分四服，日三夜一服。止，停后服。

小半夏汤：生姜半斤，半夏一升。重用半夏为君药，生姜为臣佐药。

生姜半夏汤较小半夏汤散寒逐饮之功更佳！较小半夏汤证为急重，故重用生姜打汁，取效尤速。

干呕，哕，若手足厥者，橘皮汤主之。（二十二）

橘皮汤方

橘皮四两　生姜半斤

上二味，以水七升，煮取三升，温服一升，下咽即愈。确实如此，本人亲验。

◎1972年秋，某日黄昏后，余自觉有气从胃部上冲，欲呕而不得，欲呃而不能，四肢微冷，病苦难以名状。窃

思此乃水饮停于中脘，阻碍气机，欲升不得，欲降不能，阳气不达于四肢之故。遂搜寻橘皮、生姜二物（因时值深秋，已有鲜橘，食橘后留下橘皮，业已干燥；且秋令收获生姜，家有所藏），各取 6 克许，煎汤温服。药汤下咽须臾，诸证即愈，与数分钟前判若二人，真简便良方也。（连建伟《金匮方百家医案评议》）

哕逆者，橘皮竹茹汤主之。（二十三）

橘皮竹茹汤方

橘皮二升　竹茹二升　大枣三十枚　生姜半斤　甘草五两　人参一两

上六味，以水一斗，煮取三升，温服一升，日三服。

本条论述胃虚有热而哕逆的治法。橘皮竹茹汤补虚清热，和胃降逆。方中橘皮、生姜（即上橘皮汤）理气和胃降逆，竹茹清热安中，人参、甘草、大枣补虚。中虚为其本，热郁、气逆为其标，本方标本兼治，而以治标为主。

夫六腑气绝于外者，指胃气虚衰。手足寒，上气呕吐、干呕、哕也脚缩；阳气者柔则养筋，阳气虚，筋脉失养，故脚缩。五脏气绝于内者，主要指脾肾气衰。利

"按痢之称，古昔无之，一系肇于隋唐之际。故《素》《灵》谓之肠澼，范汪、深师方谓之滞下，仲景谓之下利"（山田正珍《金匮要略集成》）不禁，下甚者，手足不仁。利不止，亡血也。（二十四）

治疗应刻刻顾护胃气与脾肾之气。

下利痢疾脉沉弦者，下重后世所谓"后重"，山田正珍解为"下部沉重"是也；脉大者，为未止；脉微弱数者，为欲自止，虽发热与前脉"数"两相呼应，预后较良不死。（二十五）

下利，手足厥冷，此即第二十四条"五脏气绝于内者"。无脉者，灸之不温。若脉不还，反微喘肾为气之根，肾之元阳欲脱者，死。少阴负趺阳者，为顺也。太溪脉候肾，冲阳脉候胃。就是少阴脉比趺阳脉弱小之意，亦即趺阳脉不绝，仍可起死回生。有胃气也。肾虚之极，但只要胃气仍存，仍可由逆转顺，可见存胃气在疾病预后中的重要意义，有胃气则生。（二十六）

下利有微热而渴，脉弱者，今自愈。（二十七）

◎《金匮要略直解》：下利大热而渴，则偏于阳，无热不渴，则偏于阴，皆不能愈；以微热而渴，知阴阳和，脉弱知邪气去，故即自愈。

下利脉数，阳复之象，此脉数亦略数者。有微热，汗出，今自愈；设脉紧主寒，为未解。（二十八）

下利脉数而渴者，今自愈；设不差，必圊脓血，以有热故也。（二十九）

阳复太过，亦为壮火，变为邪热。

下利，脉反弦肝脉，肝藏相火，说明一阳来复，亦为佳兆，发热身汗者，自愈。（三十）

下利气者，当利其小便。（三十一）

下利此血利也，寸脉反浮数此心经有热，心主血，血热故圊脓血，尺中自涩下焦阴血亏损也者，必圊脓血。（三十二）

下利清谷，不可攻其表，汗出必胀满。汗多伤阳，脾肾之阳更虚，火不生土，土不能运。（三十三）

下利脉沉而迟虚寒之脉，其人面少赤，身有微热，格阳于外。下利清谷者阳虚阴盛，必郁冒，邪正相争，阳气尚能与阴寒抗争，但颇艰难，阳胜则阴却，有似"战汗"之类。使阴阳和而病解。汗出而解，病人必微热。所以然者，其面戴阳，戴阳者，言面部赤色也。戴者，戴于上也。此下虚而上逆也。下虚故也。（三十四）

前面"微热"，是格阳的微热；后面"微热"，是阳复的微热，故在"汗出而解"后有"必"字。前面是微热而无汗，后面是微热而汗出，说明阳复，阴阳和必自愈。

下利后脉绝，手足厥冷，晬时脉还脉绝复续也，手足温者生阳复则生也，脉不还者死。（三十五）

下利腹胀满，身体疼痛者，先温其里，乃攻其表。温里宜四逆汤，攻表宜桂枝汤。（三十六）

四逆汤方：方见上。

桂枝汤方

桂枝三两，去皮　芍药三两　甘草二两，炙　生姜三两　大枣十二枚

上五味，哎咀，以水七升，微火煮取三升，去滓，适寒温服一升，服已须臾，啜稀粥一升，以助药力，温覆令一时许，遍身絷絷微似有汗者益佳，不可令如水淋漓。若一服汗出病差，停后服。

◎《金匮要略心典》：下利腹胀满，里有寒也。身体疼痛，表有邪也。然必温其里而后攻其表，所以然者，里气不充，则外攻无力；阳气外泄，则里寒转增，自然之势也。而四逆用生附，则寓散于温补之中；桂枝有甘、芍，则兼固里于散邪之内，仲景用法之精如此。

下利三部脉皆平，虽现平人之脉，但必有腹胀痛，苔黄燥之见证。按之心下坚者，急下之，宜大承气汤（三十七）。

此为舍脉从症治法。

下利，脉迟主阻滞气机故脉来迟而滑主宿食者，实宿食也，利未欲止当通因通用也，急下之，宜大承气汤。

（三十八）

下利，脉反滑者，当有所去通因通用也，下乃愈，宜大承气汤。（三十九）

下利已差，至其年月日时复发者，以病不尽故也，积滞在内，非下不能祛其积也。当下之，宜大承气汤。（四十）

大承气汤方：见痉病中。

下利谵语者，有燥屎也，此下利，亦热结旁流之类也。小承气汤主之。（四十一）

小承气汤方

大黄四两　厚朴二两，炙　枳实大者三枚，炙

上三味，以水四升，煮取一升二合，去滓，分温二服，得利则止。

◎张某某，其夫人患痢疾，屡治不效。托梁某转邀余视之，则年五十余，人甚枯瘦，大实有羸状也。诊其脉，浮数特甚。问发热否？曰：热甚。问：渴否？曰：渴甚。余曰：若然，则腹必胀痛也。曰：然。乃告张曰：外似

虚，却是实证，非下之不可。张不然其说：曰：体素虚，况痢则愈虚，再下之恐不相宜，万一病不可补，微利之可乎？余告以利之无益，若再迟数日，恐内蕴攻胃，成噤口也。张不得已，嘱余开方。余以大承气汤进。归经数日，又请往视，余曰：此病当大效，如此有把握，必学验俱丰者。何迟迟至是。问来人，则前方恐过峻，减去芒硝故也。乃告其来人曰：归语张某，不服芒硝，勿望余治也。来人归以实告，张勉强加芒硝服之，越半时腹中如坠，暴下如血块数次，色黯黑，此燥屎日久也。病者气乏而卧，痢亦止矣。越日遣人又问，告曰：病已去，不必再下，但病实伤阴，以芍药汤和之，数剂则无误矣。归遂服芍药汤，半月而安。(《醉花窗医案》)

下利便脓血者，桃花汤主之。(四十二)

桃花汤方

赤石脂一斤，一半剉、一半筛末　干姜一两　粳米一升

上三味，以水七升，煮米令熟，去滓，温服七合，内赤石脂末方寸匕，日三服，若一服愈，余勿服。

方名桃花汤，因方中君药赤石脂色似桃花，又名桃花石。一云桃花取其春和之义，非徒以色言耳！

◇邱某某，患痢月余，久治未效，脉现沉缓，便如蛋清，时欲滑出。予以为冷痢，用桃花汤二剂乃愈。（熊振敏.熊廷诏医案选[J].江西中医药，1959（10）：47.）

热利重下者，白头翁汤主之。（四十三）

白头翁汤方

白头翁二两　黄连三两　黄柏三两　秦皮三两

上四味，以水七升，煮取二升，去滓，温服一升。不愈，更服。

◇陈某某，50岁。患慢性阿米巴痢疾，反复发作15年，每次发作腹胀，里急后重，黏液性血便淋漓不断。1958年大便化验：阿米巴包囊阳性。患者多年来接受过抗生素、阿的平等药物和中医治疗，症状暂时控制，但每年仍发作几次，患者殊感痛苦……我们用"白头翁汤"加减灌肠从口服改为灌肠，以病在肠，更为直接到达病所也二次（即二剂）治愈，追踪一年无复发。处方：白头翁一两，黄连一两，黄柏三钱，栀子二钱，用清水500毫升煎至300毫升，去滓冷却待用。（《新中医》1974，4：38）

下利后，更烦原有烦，按之心下濡不痞满，胃中无实

邪者，为虚烦也，栀子豉汤主之。（四十四）

　　烦者，热也。虚与实相对待。实为有形，虚为无形，虚烦乃无形之热。

栀子豉汤方

栀子疗心中烦闷（《名医别录》）十四枚　香豉治烦躁满闷（《名医别录》）四合，绵裹

　　上二味，以水四升，先煮栀子，得二升半，内豉，煮取一升半，去滓，分二服，温进一服，得吐则止。

　　下利清谷，里寒外热，真寒假热也，亦即阴盛格阳。汗出而厥阴从利而下竭，阳从汗而外脱，可即刻亡阳者，通脉四逆汤主之。（四十五）

通脉四逆汤方

附子大者一枚，生用　干姜三两，强人可四两　甘草二两，炙

　　上三味，以水三升，煮取一斤二合，去滓，分温再服。

　　"阳微于里，主以四逆；阳格于外，主以通脉。"（冉雪峰《八法效方举隅》）

下利肺痛，何任：疑"腹痛"之误。宜从。白水刘栋《金匮要略衬注》："此条难解，肺疑'肠'字之误。本草云：紫参治血痢，又消肠胃之热。"程林："肺痛未详，或云肺痛当是腹痛。"《医宗金鉴》："按此文脱简，不释。"紫参汤主之。（四十六）

紫参汤方

紫参半斤　甘草三两

上二味，以水五升，先煮紫参，取二升，内甘草，煮取一升半，分温三服。疑非仲景方。

紫参：《神农本草经》："味苦辛寒，主心腹积聚，寒热邪气，通九窍，利大小便。"《本草纲目·卷十二》："紫参，王孙，并有牡蒙之名。古方所用牡蒙，多是紫参也。""根干紫黑色，肉带红白，状如小紫草。"

气利，乃指下利气陷肠滑，大便随矢气而排出，故其所失之气不臭，所下之物不黏。诃梨勒散主之。（四十七）

诃梨勒散方

诃梨勒十枚，煨

上一味，为散，粥饮和，顿服。疑非仲景方。

名古屋玄医《金匮要略注解》："气利，气虚而利者
也。故诃子能涩大肠。气虚者，暂收涩，利亦当自愈。"

《圣惠方》："夫气痢，由表里不足，肠胃虚弱，积冷
之气客于肠间，脏腑不和，因虚则泄，故为气利也。"

本条与前三十一条均为气利之证，因气利有虚实之
分，故治法有异。前条是湿邪太盛，气滞于肠，故"利其
小便"以渗湿；本条是气虚滑脱，故治以温涩固脱。

附方

《千金翼》小承气汤：治大便不通，哕阳明胃气不降
数频作。《千金翼方·卷十八》："数"下有"口"字谵语。
方见上。

《外台》黄芩汤：治干呕下利。

黄芩三两　　人参三两　　干姜三两　　桂枝一两　　大枣十二
枚　半夏半升

上六味，以水七升，煮取三升，温分三服。

即《伤寒论》黄连汤去黄连，用黄芩。并去甘草也。
黄连汤治"胸中有热，胃中有邪气，腹中痛，欲呕吐者"。

本方证属下热上寒。下指肠，故用黄芩，治肠热下
利；上指胃，故用干姜、人参、桂枝、大枣、半夏温胃益
气而降逆止呕也。

疮痈肠痈浸淫病脉证并治第十八

疮痈，一切疮疡也。痈，谓痈肿也。《说文解字》："痈，肿也"。

肠痈：痈肿生于腹内，腹为肠之部位，故称肠痈。

浸淫：亦疮名也。浸，谓浸浸，淫，谓不已。谓此疮浸淫留连不止。

本篇论述痈肿、肠痈、金疮、浸淫疮四种疾病的辨证治疗和预后，因都属外科疾患，故合为一篇讨论。

金疮：金刃所伤，疮，同创。《广雅》："创，伤也。"《释名》："创，戕也。戕，毁体使伤也。"《汉书·艺文志》有《金创瘛疭方三十卷》。

诸浮数脉，应当发热，而反洒淅恶寒，若有痛处，此为关键。有痛处，再有发热恶寒，脉浮数，为发痈之兆。

当发其痈。（一）

1973 年，余见一农妇乳痈，初起即脉浮数，发热轻，恶寒甚，余年轻无经验，故未问其有无痛处，其亦未言，一周后发乳痈。

师曰：诸痈肿，欲知有脓无脓，以手掩肿上，热者为有脓，不热者为无脓。（二）

肠痈之为病，其身甲错，腹皮急绷得很紧，按之濡软，如肿状与腹皮急对应，腹无积聚然而并无癥瘕积聚，身无热，脉数为脓已成，此为肠内有痈脓，薏苡附子败酱散主之。（三）

薏苡附子败酱散方

薏苡仁排脓十分　　附子温阳二分　　败酱解毒五分

上三味，杵为末，取方寸匕，以水二升，煎减半，顿服，小便当下。

大多注家均认为本方治肠痈脓已成者，实际不论已成脓或未成脓，皆可用之，以患者素体阳虚，面色萎黄，神疲畏寒，舌淡苔白为辨证要点。（《金匮方百家医案评议》）

肠痈者，少腹肿痞痞，硬也。肠痈，"痛已在腹内，气血凝滞，故少腹肿痞，按之则痛也"（喜多村直宽《金匮要略疏义》），按之即痛如淋，小便自调，并非淋证也。时时发热，自汗出，复恶寒。内痛，营卫不和。其脉迟紧者，脓未成，可下之，当有血。脉洪数者，脓已成，不可下也。大黄牡丹汤主之。（四）

大黄牡丹汤方

大黄四两　牡丹一两　桃仁五十个　瓜子半升　芒硝三合

上五味，以水六升，煮取一升，去滓，内芒硝，再煎沸，顿服之，有脓当下，如无脓，当下血。

痈在肺，故用苇茎清之；痈在肠，故用芒硝、大黄下之。桃仁、瓜子，则治内痈所共有也。肺主气，故用苡仁清气；肠有瘀，故用丹皮化瘀。

后世临床证实，本方对肠痈之治疗，不论脓未成或脓成未溃，凡属湿热瘀结者，均可使用。但脓已成，应刻刻注意其病变，防其溃也。（《金匮方百家医案评议》）

问曰：寸口脉浮微而涩，血亡而气虚也。法当亡血，若或汗出。设不汗者云何？答曰：若身有疮古作"创"，

即金疮之义也，被刀斧所伤，亡血故也。（五）

汗血同源故也。"夺血者无汗。"

病金疮，金刃所伤，伤口肿痛流血，皮内筋脉皆断，气血循环受阻。拟祛瘀活血，止血止痛。外敷内服，双管齐下。王不留行散主之。（六）

王不留行散方

乃概治金疮方也。（徐彬）

王不留行主金疮，祛瘀止血，为君十分，八月八日采　蒴藋细叶主通利气血，清火毒十分，七月七日采　桑东南根白皮向阳，生气尤全，以复肌肉之生气。续绝脉，愈伤口十分，三月三日采　甘草重用，补中生肌，长肌肉，排脓十八分　川椒祛疮口之风三分，除目及闭口，去汗　黄芩清热二分　干姜行瘀二分　厚朴燥湿二分　芍药和阴二分

上九味，桑根皮以上三味烧灰存性，勿令灰过；各别杵筛，合治之为散，服方寸匕。小疮即粉之，大疮但服之，产后亦可服。如风寒，桑东根勿取之。太寒凉，不利于逐风寒之邪。前三物皆阴干百日。

蒴藋（shuòdiào）：忍冬科植物蒴藋的全草或根。黄元御《长沙药解》谓"味酸微凉，入足厥阴肝经，行血通

经，消瘀化凝。"本药还有接骨木（《东医宝鉴》），马鞭三七、落得打（《浙江民间中草药》）等异名。

排脓散方

枳实行气十六枚　　芍药活血六分　　桔梗排脓二分

上三味，杵为散，取鸡子黄补虚一枚，以药散与鸡黄相等，揉和令相得，饮和服之，日一服。

脓在腹内，阻滞气血之运行，故用桔梗排脓，枳实行气，芍药活血，加入鸡子黄以补虚。大抵适用于内痈之化脓者，惟药力效薄耳，临床当再加大量苡仁。

排脓汤方

甘草二两　　桔梗三两　　生姜一两　　大枣十枚

上四味，以水三升，煮取一升，温服五合，日再服。

排脓汤即桔梗汤加生姜、大枣而成，主治肺痈也。

日本汤本求真云："内痈者，即体内的化脓性疾患。可以不问脓之从呕而出，或从咳嗽而出，或从二便而出，悉皆用本方为佳。"

浸淫疮，从口流向四肢者，可治；从四肢流来入口者，不可治。（七）

浸者，浸渍也；淫者，蔓延也。乃指湿热浸淫瘙痒出水之皮肤疾病。

浸淫疮，**黄连粉**主之。外扑疮面可也。方未见。（八）

《医宗金鉴·外科心法要诀》有碧云散方，即黄柏、小红枣烘燥，共研末，麻油调敷。四十余年前，本人之表弟郁波三岁时，头部患黄水疮，余作碧云散一料，敷之，极有效。

跌蹶手指臂肿转筋阴狐疝蛔虫病脉证治第十九

山田业广《金匮要略札记》："此篇《脉经》无载……凡本篇蛔虫之外，方各一首，尤为短简。盖王洙辈得蠹简中之日，无类可附，因综合为一，其实非仲景之面目也！然似《脉经》亦逸此篇，知其缺脱亦久矣！"

蹶：又作"蹷"。

转筋：《诸病源候论》曰："转者由邪冷之气击动其筋而移转也。"

阴狐疝：《灵枢·经脉》曰："肝足厥阴所生病者狐疝。"《素问·四时刺逆从论》："厥阴滑则病狐疝风，是所谓阴狐疝气者也。"

蛔虫：蛔、蛕同。《说文解字》曰："蛕，腹中长虫也，从虫，有声。"又作"蛔蚘"。

师曰：病趺蹶，趺，同"跗"，足背。多纪元简《金匮玉函要略辑义》："杨子《方言》：趺，蹶也。"《说文解字》："蹶，僵也。"认为"趺"当作"跌"。跌，《说文解字》："踢也。"《方言》："蹶也"。其人但能前，不能却后退，刺腨俗称"脚肚"入二寸，此太阳经伤也。（一）

病人常以时常手指臂肿动肿胀抽动，此人身体𥄎𥄎者，藜芦甘草汤主之。（二）

此风痰流入手臂也。

藜芦甘草汤方：未见。

◇张子和云：一妇病风痫。自六七岁因惊风得之。后第三二年间一二作，至五七年五七作。逮三十岁至四十岁，则日作，甚至一日十余作。遂昏痴健忘，求死而已。值岁大饥，采百草而食。于水滨见草若葱状，采归煮熟食之，至五更忽觉心中不安，吐痰如胶，连日不止，约一二斗，汗出如洗，甚昏困。三日后遂轻健，病去食进，百脉皆和。以所食葱访也，乃憨葱苗也，是本草藜芦是也。（《续名医类案》）

转筋之为病，其人臂脚直，《医宗金鉴》："臂同背，古通用。臂脚直，谓足背强直不能屈伸，是转筋之证也。"脉上下行，微弦脉象强直有力而无柔和之象，转筋入腹者，严重时其痉挛可从下肢牵引少腹作痛，此湿热在下焦之转筋也。用木瓜、苡仁、蚕砂之类。鸡屎白散主之。（三）

鸡屎白散方

鸡屎白

上一味，为散，取方寸匕，以水六合，和，温服。

《本草纲目》："鸡屎能下气消积，通利大小便。"

《素问·腹中论》："鸡矢醴治臌胀。"《名医别录》谓治"转筋利小便"。

阴狐疝气者，简称"狐疝"，或左或右，大小不等，或上或下，出没无时，与狐之情状相类，故名阴狐疝气。偏有小大指阴囊，时时上下或循入小腹内，或下坠于阴囊中，蜘蛛散主之。（四）

蜘蛛散方

蜘蛛破瘀消肿十四枚，熬焦　桂枝半两

上二味，为散，取八分一匕，饮和服，日再服。蜜丸亦可。

当用悬网之大黑蜘蛛，不得误用花蜘蛛。蜘蛛有毒，用量宜小不宜大。

◇患者：彭某，男，8岁。1955年上半年就诊。主诉：患阴狐疝已有六年。阴囊肿大如小鸡蛋，其色不红，肿物时而偏左，时而偏右，患儿夜卧时肿物入于少腹，至白昼活动时肿物坠入阴囊，而且肿物时有疼痛感觉，几年来曾服一般疏肝解郁，利气止痛等治疝气之药，但肿物依然出没无定，未见效果。患儿平素健康，饮食二便如常，余无所苦，舌苔不黄，舌质不红，脉象弦缓。诊断：寒气凝结肝经之阴狐疝。治则：辛温通利，破结止痛。方药：《金匮要略》蜘蛛散原方。大黑蜘蛛（宜选用屋檐上牵大蛛网之大黑蜘蛛，每枚约为大拇指头大小，去其头足，若误用花蜘蛛则恐中毒）六枚，置瓷瓦上焙黄干燥为末，桂枝三钱。上两味共为散，每天用水酒一小杯一次冲服一钱，连服七天。效果：服药三天后疼痛缓解，七天后阴囊肿大及疼痛消失，阴狐疝痊愈。观察一年未见复发，患者至今仍健在。（《成都中医学院学报》1981，2：18）

问曰：病腹痛有虫，其脉何以别之？师曰：腹中痛，

其脉当沉，若弦，反洪大，故有蛔虫。（五）

此肠胃中（阳明）湿热生虫也。

蛔虫之为病，令人吐涎，心痛上腹疼痛发作有时，毒药不止，吉益南涯《金匮要略正义》："毒药者，云峻药也。""虽其毒药，非其证，故不止也。虽与此缓药，其证故的中也。"山田业广《金匮要略札记》："不止者，谓遍历诸治，而犹不差也。"甘草粉蜜汤主之。（六）

《周礼·天官·医师》："聚毒药以共医事。"毒药有二义，一即总括药饵之称，一即专指有毒之药。

甘草粉蜜汤方

甘草二两　粉一两　蜜四两

上三味，以水三升，先煮甘草，取二升，去滓，内粉、蜜，搅令和，煎如薄粥，温服一升，差即止。

此为甘缓法。

山田正珍《金匮要略集成》："粉即白米粉也。服法如薄粥，可以见米粉，以毒攻毒之后，腹痛不止者，肠胃虚弱，无邪之可攻，故以甘和者调之即愈。以粉为铅粉者，不可从。"《医宗金鉴》作"铅粉"，非也。《千金要方》作甘草、蜜各四分，梁米粉一升，主治同。《释名》："粉，分也，研米使分散也。"

◎余曾仿《金匮要略》甘草粉蜜汤之意治愈一例蛔厥患儿。该患儿系三岁女童，因腹痛，其父给服"一粉丹"若干，腹痛转剧，呈阵发性，痛时呼号滚打，甚则气绝肢冷，并吐出蛔虫十余条。住院后一面输液以纠正水与电解质平衡，一面服中药以安蛔。处方：山药30克，甘草60克，共研为极细末，放入白蜜60克中，加水适量稀释之，令频频喂服。起初随服随吐，吐出蛔虫四十余条。此后呕吐渐止，并排便数次，所排泄之物，粪便无几，悉为虫团。前后经吐泻排虫共达三百余条，病即告愈。

◎按：《金匮要略》云："蛔虫之为病，令人吐涎心痛，发作有时，毒药不止者，甘草粉蜜汤主之。"因虫喜甘，故以甘平安胃之品而使虫安。方中之"粉"，《金匮要略辑义》认为是米粉。今取其意，以和胃健脾之山药代之，本方应验于患者，果获卓效。（《广西中医药》1983，4：6）

此宗张锡纯《医学衷中参西录》之法也，以山药代粳米。

蛔厥者，当吐蛔，令《伤寒论》作"今"病者静而复时烦，此为脏寒，蛔上入膈，故烦，须臾复止，得食而

呕，又烦者，蛔闻食臭出，其人当自吐蛔。（七）

蛔厥者，乌梅丸主之。（八）

乌梅丸方

乌梅三百个　细辛六两　干姜十两　黄连一斤　当归四两　附子六两，炮　川椒四两（去汗）　桂枝六两　人参六两　黄柏六两

上十味，异捣筛，合治之，以苦酒渍乌梅一宿，去核，蒸之五升米下，饭熟捣成泥，和药令相得，内臼中，与蜜杵二千下，丸如梧子大，先食饮服十丸，三服，稍加至二十丸。禁生冷滑臭等食。

妇人妊娠病脉证并治第二十

妊，《说文解字》："孕也。"《广雅》："娠也。"娠，《说文解字》："女妊身动也。从女，辰声。"妊娠二字叠韵，共怀孕之谓。

病，妇人妊娠本非病，而今乃辨妊娠中有病者脉证也。

师曰：妇人得平脉，阴脉小弱，孕两月，胎元初结，经血归胞养胎，胎气未盛，故尺脉见小弱。其人渴《金匮要略心典》作"呕"，不能食，无寒热，名妊娠，桂枝汤主之。方见下利中。于法六十日孕二月当有此证，设有医治逆者，却一月，加吐下此吐下应为"医治逆"所致也者，则绝断绝也，指流产。《说文解字》："绝，断丝也。"作停止解之。（一）

《内经》："身有病而无邪脉，此妊身也。"

妇人宿有癥病，经断妊娠也未及三月，而得漏下不止，胎动似胎动而非真胎在脐上者，为癥痼害。癥痼造成漏下不止，对胎儿造成伤害。妊娠六月动者，前怀孕前三月经水利时，胎也。下血者，后怀孕后断三月衃也。衃，《说文解字》："凝血也。"一般指色紫而暗的瘀血；又，作癥痼的互辞。所以血不止者，其癥不去故也，与"血不止"为因果关系。当下其癥，桂枝茯苓丸主之。（二）

桂枝茯苓丸方

桂枝　茯苓　牡丹去心　芍药　桃仁去皮尖，熬。各等分

上五味，末之，炼蜜和丸，如兔屎大，每日食前服一丸。不知，加至三丸。取其渐消缓散也。

妇人怀娠六七月，脉弦发热，其胎愈胀腹胀，"脏寒生满病"也，腹胀加重，腹痛恶寒者，少腹如扇，如扇，言啬啬冷也。扇，《五杂俎》："元以前多用团绢素作之，未有摺者，明始用摺扇。"所以然者，子脏开《说文解字》："开，张也。"故也，当以附子汤温其脏。方未见。（三）

是否即《伤寒论·少阴》之附子汤，存疑。

师曰：妇人有漏下者，有半产小产，或三月，或四五六月皆为半产，已成男女故也。俗呼曰小产也后因续下血都不绝者，有妊娠下血者，假令妊娠腹中痛，为胞阻，胶艾汤主之。（四）

芎归胶艾汤方：一方加干姜一两。胡氏胡洽，5世纪，刘宋时人，曾编《居士百病方》，亦作《胡洽方》治妇人胞动，无干姜。

芎劳二两　　阿胶二两　　甘草二两　　艾叶三两　　当归三两　　芍药四两　　干地黄缺剂量，《外台秘要》作"四两"；《金匮玉函经二注》为六两

上七味，以水五升，清酒三升，合煮取三升，去滓，内胶，令消尽，温服一升，日三服。不差，更作。

此四物汤之祖方（祖剂）也。

◎《医宗金鉴》：五六月堕胎者，谓之半产。妇人有漏下之疾，至五六月堕胎而下血不绝者，此癥痼之害也。若无癥痼下血，惟腹中痛者，则为胞阻。胞阻者，胞中气血不和而阻其化育也。胞阻之定义下得好！

妇人怀妊，腹中㽲痛，当归芍药散主之。（五）

当归芍药散方

当归三两　芍药一斤量特重，养血柔肝，缓急止痛，安胎　芎䓖半斤，一作三两　茯苓四两　白术四两　泽泻半斤

上六味，杵为散，取方寸匕，酒和，日三服。

㽲，同"疞"。《说文解字》："疞，腹中急也。"指腹中拘急作痛。

段玉裁云："今吴俗语云，绞肠刮肚痛。其字当作疞也。"考《抱朴子·至理》："当归芍药之止绞痛，绞即疞字。"《广韵》："绞、疞、搅，同古巧切。疞下云：俗作㽲，盖古但作疞。"疞（㽲）痛、绞痛、搅痛，并音同义同。

本条腹中㽲痛之病机：气郁，肝脾不和，脾虚生湿。

妊娠呕吐不止，干姜人参半夏丸主之。（六）

干姜人参半夏丸方

干姜一两　人参一两　半夏二两

上三味，末之，以生姜汁糊为丸，如梧桐子大，饮服十九，日三服。

妊娠，小便难，饮食如故，当归贝母苦参丸主之。

（七）

当归贝母苦参丸方：男子加滑石半两。

当归　贝母利气解郁，利小便，治小便淋沥　苦参各
四两

上三味，末之，炼蜜丸如小豆大，饮服三丸，加至
十丸。

妊娠有水气，身重，小便不利，洒淅恶寒，阳气不通
也，通阳不在温，而在利小便也。起起立即头眩浊阴不
降，故清阳不升，葵子茯苓散主之。（八）

葵子茯苓散方

葵子一斤　茯苓三两

上二味，杵为散，饮服方寸匕，日三服，小便利
则愈。

本篇以上数方中，仲景用桂枝、附子、干姜、半夏、
葵子均为后世之妊娠禁忌药，仲景所以不忌者，有病则病
当之。亦说明仲景去病以安胎的学术思想。

妇人妊娠，宜常服当归散主之。（九）

当归散方

血虚脾弱兼有湿热者宜之。

当归　黄芩　芍药　芎䓖各一斤　白术半斤

上五味，杵为散，酒饮服方寸匕，日再服。妊娠常服即易产，胎无苦疾。产后百病悉主之。

血以养胎，脾胃之气可化生营血。故本方养血健脾，兼清湿热，以奏安胎之效。

朱丹溪之观点：白术、黄芩为安胎圣药。

后世有"胎前宜凉"之说。

妊娠养胎，白术散主之。（十）

白术散方： 见《外台》。

白术　芎䓖　蜀椒三分，去汗将蜀椒炒后去其水湿　牡蛎二分

据《外台秘要》引仲景方补。

上四味，杵为散，酒服一钱匕，日三服，夜一服。但苦痛，加芍药；心下毒痛，倍加芎䓖；心烦吐痛，不能食饮，加细辛一两，半夏大者二十枚。服之后，更以醋浆水服之。若呕，以醋浆水服之；复不解者，小麦汁服之。已后渴者，大麦粥服之。病虽愈，服之勿置。

◎《金匮要略心典》：妊娠伤胎，有因湿热者，亦有因湿寒者，随人脏气之阴阳而各异也。当归散正治湿热之剂；白术散白术、牡蛎燥湿，川芎温血，蜀椒去寒，则正治寒湿之剂也。仲景并列此，其所以诏示后人者深矣。

妇人伤胎胎伤而病也，怀身腹满，不得小便，从腰以下重，如有水气状，并非水也。怀身怀孕。《礼记·月令》："身谓怀妊，身、娠同。"孟康注《汉书·高帝纪》："身多作娠，古今字是也。"妊，《说文解字》："孕也。"《广雅》："娠也。"七月，太阴肺当养不养，《脉经·卷九》："妇人怀胎，一月之时足厥阴脉养，二月足少阳脉养，三月手心主脉养，四月手少阳脉养，五月足太阴脉养，六月足阳明脉养，七月手太阴脉养，八月手阳明脉养，九月足少阴脉养，十月足太阳脉养，诸阴阳各养三十日活儿。"据此，怀身七月，正当手太阴肺经气血养胎之时，因心气不降，心火乘肺金，使肺气不能降而养胎，是谓当养不养。此心气实，实则泻之。当刺泻劳宫及关元，小便微利则愈。见《玉函》。（十一）

◇妊娠逐月养胎验案两则：一位妇女第三胎咳嗽甚剧，痰多兼有便溏。据述前二胎亦每至七月咳，第二胎因剧咳而致小产；细询病起亦非由外感而起，因从其每至七月而咳的特点，结合其面色㿠白、语言气短等，认为其痰涎虽多，实由肺气不足，输津无权乃聚而成痰，更加脾虚运化乏力，亦生痰之源也。故用党参、黄芪、白术、淮山药等以补益脾肺之虚，培土生金以治其本，二陈化痰以治其标，服十剂而愈。此属肺气之虚者。另一妇女妊娠七月，咳嗽鼻衄，色红而鼻干，治以泻白散加淡黄芩、沙参、白茅花、茅芦根，三剂而鼻衄止，再以前方去茅根花加梨皮、款冬花调治而愈。此属肺气之实者。(《江苏中医》1982，1：29)

妇人产后病脉证治第二十一

产，《说文解字》："产，生也。从生，又称乳。"《广雅》："乳，生也。"

问曰：新产妇人有三病，一者病痉，二者病郁冒，三者大便难，何谓也？师曰：新产血虚，多出汗，喜中风，故令病痉；亡血复汗，寒多，故令郁冒；亡津液，胃燥，故大便难。（一）

◎《金匮要略心典》：痉，筋病也，血虚汗出，筋脉失养，风入而益其劲也。郁冒，神病也，亡阴血虚，阳气遂厥，而寒复郁之，则头眩而目瞀也。大便难者，液病也，胃藏津液而渗灌诸阳，亡津液胃燥则大肠失其润而便难也。三者不同，其为亡血伤津则一，故皆为产后所有之病。

产妇郁冒，其脉微弱，血虚为其本也。不能食，大便反坚，但头汗出。所以然者，血虚而厥，厥而必冒。冒家欲解，必大汗出。以血虚下厥，孤阳上出，故头汗出。所以产妇喜汗出者，亡阴血虚，阳气独盛，故当汗出，阴阳乃复。大便坚，呕不能食，小柴胡汤主之。方见呕吐中。（二）

病解能食，七八日更发热者，此为胃实，大承气汤主之。方见痉病中。（三）

◎《金匮要略编注二十四卷》：病解者，谓郁冒已解。能食者，乃余邪隐伏于胃中，风热炽盛而消谷；但食入于胃，助起余邪复盛，所以七八日而更发热，故曰胃实。是当荡涤胃邪为主。故用大承气峻攻胃中坚垒，俾无形之邪相随有形之滞一扫尽出，则病如失。仲景本意，发明产后气血虽虚，然有实证，即当治实。不可顾虑其虚，反致病剧也。

产后腹中疠痛，当归生姜羊肉汤主之；并治腹中寒疝，虚劳不足。（四）

当归生姜羊肉汤方：见寒疝中。

上条当攻，是言其变；此条当补，乃言其常。毕竟产后主虚也。此方补气血，散寒邪，"虚劳不足"之证最宜。

◇（1）周某内人，冬日产后，少腹绞痛，诸医称为儿枕之患。去瘀之药，屡投愈重，乃至手不可触，痛甚则呕，二便紧急，欲解不畅，且更牵引腰胁俱痛，势颇迫切。急延二医相商，咸议当用峻攻，庶几通则不痛。余曰：形羸气馁，何胜攻击？乃临产胎下，寒入阴中，攻触作痛，故亦拒按，与中寒腹痛无异。然表里俱虚，脉象浮大，法当托里散邪，但气短不续，表药既不可用，而腹痛拒按，补剂亦难遽投。仿仲景寒疝例，与当归生姜羊肉汤，因兼呕吐，略加陈皮、葱白，一服微汗而愈。（《谢映庐医案》）

（2）聂某，教员，男，三十余岁。形体素盛，不善摄生。三月间偶患咳嗽吐血，迎予往诊，见其面色微赤，脉数而芤，投清热止血药数剂，血已得止，病未痊愈。延至下年，身形尪瘦，神气支离，咳嗽微喘，常唾青痰，四肢清冷，里急不舒，饮食日减，间或寒热，面色㿠白，经常畏冷，脉象细涩沉迟，舌质淡白少苔，断为失血之后，未善慎养，迁延日久，酿为气血虚寒，将近损怯之候，用温中益气、润肺止咳剂数投，竟无显效。一日适逢宰羊，遂问于予：能吃羊肉乎？忽忆《金匮要略》当归生姜羊肉汤条云"并治虚劳不足"，予之。次日告曰，此方较前诸方，获效最大，精神体力，似觉大振，身体亦感清爽。又嘱再进数服，咳喘里急，怕冷，诸症步步消退，至十数服，竟获痊愈。以后每遇气血寒者，辄以此方投之，屡见功效。(《湖北中医医案选集》第一辑)

产后腹痛，烦满不得卧，枳实芍药散主之。(五)

枳实芍药散方

枳实烧令黑，勿太过　芍药等分

上二味，杵为散，服方寸匕，日三服，并主痈脓，**故《疮痈肠痈浸淫病篇》排脓散方即本方加桔梗、鸡子黄也**。以麦粥下之。

◇吴某某，24 岁。因产后腹痛，经服去瘀生新药而愈。继因深夜贪凉，致皮肤浮肿，气息喘急。余意腹痛虽愈，究是瘀血未净，为今病皮肤肿胀之远因，是荣血瘀滞于内，复加外寒滞其卫气，且产后腹痛，病程已久，元气必亏。治应行血而勿伤正，补虚而莫助邪。用《金匮要略》枳实芍药散，以枳实行气滞，芍药行血滞，大麦粥补

养正气，可算面面周至。服完后，肿消喘定，夙疾皆除。（《湖南中医医案选辑》第一集）

师曰：产妇腹痛，法当以枳实芍药散，假令不愈者，此为腹中有干血着脐下，宜下瘀血汤主之。亦主经水不利。（六）

下瘀血汤方

大黄二两　桃仁二十枚　䗪虫二十枚，熬，去足

上三味，末之，炼蜜和为四丸，以酒一升，煎一丸，取八合，顿服之，新徐灵胎《兰台轨范》作"瘀"字，为是血下如豚肝。

◎《金匮要略心典》：腹痛服枳实芍药散而不愈者，以有瘀血在脐下，着而不去，是非攻坚破积之剂不能除矣。大黄、桃仁、䗪虫下血之力颇猛，用蜜丸者，缓其性不使骤发，恐伤上二焦也；酒煎顿服者，补下治下制以急，且去疾惟恐不尽也。

产后七八日，无太阳证，少腹坚痛，此恶露不尽；不大便，烦躁发热，切脉微实，再倍发热，日晡时烦躁者，不食，食则谵语，至夜即愈，宜大承气汤主之。热在里，

结在膀胱*少腹部*也。*少腹部位有瘀热也。亦膀胱蓄血之类*。方见痉病中。（七）

◎《医宗金鉴》：李彣曰：此一节具两证在内，一是太阳蓄血证；一是阳明里实证。因古人文法错综，故难辨也。无太阳证，谓无表证也。少腹坚痛，以肝藏血，而少腹为肝经部分，故血必结于此，则坚痛亦在此。此恶露不尽，是为热在里，结在膀胱，此太阳蓄血证也，宜下去瘀血。若不大便，烦躁，脉实，谵语者，阳明里实也，再倍发热者，热在里，蒸蒸发于外也。阳明旺于申、酉、戌，日晡是阳明向旺时，故烦躁不能食。病在阳而不在阴，故至夜则愈。此阳明府病也，宜大承气汤，以下胃实。

产后风，续之数十日不解，头微痛，恶寒，时时有热，心下闷，干呕汗出，虽久，阳旦证*阳旦汤证也，亦即太阳中风证*续在耳，可与阳旦汤*阳经第一方也*。即桂枝汤，见下利中。（八）

◎《金匮要略浅注补正》：阳旦本是伤寒杂证，原非产后应有。然使产后而见伤寒杂证者，仍照法治之，无庸拘忌。故仲景特举一证以为例曰：如阳旦证续在者，可与阳旦汤。以此为例，则凡一切伤寒杂证，但见何证，即与何方，幸勿拘于产后也。

产后中风发热，面正赤，喘而头痛，竹叶汤主之。
（九）

竹叶汤方

竹叶一把　葛根三两　防风　桔梗　桂枝以上五味解外邪也　人参　甘草各一两　附子一枚，炮以上三味扶正气也　大枣十五枚　生姜五两以上二味调营卫也

上十味，以水一斗，煮取二升半，分温三服，温覆使汗出。颈项强，用大附子一枚，破之如豆大，煎药汤去沫。呕者，加半夏半升洗。

◎《金匮要略心典》：此产后表有邪而里适虚之证，若攻其表，则气浮易脱；若补其里，则表邪不解。竹叶汤用竹叶、葛根、桂枝、防风、桔梗解外之风热，人参、附子固里之脱，甘草、姜、枣以调阴阳之气而使其平，乃表里兼济之法。凡风热外淫而里气不固者，宜于此取焉。

妇人乳产中虚中气虚弱，烦乱呕逆，山田业广《金匮要略札记》："乳者，产也。《脉经》作产，可证。乳字句，中虚烦乱呕逆连读。中者，下文安中之中，谓里虚也。"

安中益气，竹皮大丸主之。（十）

竹皮大丸方

生竹茹二分　石膏二分　桂枝**降逆下气**一分　甘草七分**量重**　白薇一分

上五味，末之，枣肉和丸弹子大，以饮服一丸，日三夜二服。有热者倍白薇，烦喘者加柏实一分。

《本经逢源》："竹茹清胃府之热，胃虚呕逆之要药。"

产后，胃气虚，化源不足，心失所养故烦乱；胃气虚，胃热上冲故呕逆，治拟安中益气、清热除烦、降逆止呕。故以甘草、桂枝安中益气，且温养心气，竹茹、石膏清胃热、止呕逆，白薇清虚热。重用甘草、枣肉以保胃气，以产后中虚故也。

产后下利虚极，**因冲任既虚于前，下利复虚于后，二虚相得，故谓虚极**。白头翁加甘草阿胶汤主之。（十一）

白头翁加甘草阿胶汤方

白头翁　甘草　阿胶各二两　秦皮　黄连　柏皮各三两

上六味，以水七升，煮取二升半，内胶令消尽，分温三服。

附方

《千金》三物黄芩汤：治妇人在草蓐草席也，指产后，自发露露体得风，指产妇分娩时，因掀露衣被保养不慎而感受外邪。四肢苦烦热外感兼湿热也，头痛有表证者，与小柴胡汤。疏风散邪也。头不痛但烦者，此汤主之。清湿热兼养阴血也。

黄芩清热一两　苦参祛风杀虫二两　干地黄补阴血四两

上三味，以水八升，煮取二升，温服一升，多吐下虫湿热生虫。

《千金》内补当归建中汤：治妇人产后虚羸不足，腹中刺痛不止，吸吸《说文解字》："吸，内息也。内息，纳其息也。"吸吸，即吸气少气，或苦少腹中急，摩病引腰背《千金要方》作"或苦少腹拘急病引腰背"，不能食饮。产后一月日，得服四五剂为善，令人强壮，宜。

当归四两　桂枝三两　芍药六两　生姜三两　甘草二两　大枣十二枚

上六味，以水一斗，煮取三升，分温三服，一日令尽，若大虚，加饴糖六两，汤成内之，于火上暖令饴消。若去血过多，崩伤内衄不止，加地黄六两，阿胶二两，合八味，汤成内阿胶。若无当归，以芎䓖代之。若无生姜，以干姜代之。

浙江东阳民间，有产后吃大量生姜之习俗，盖姜温通血脉，且健脾胃也。

妇人杂病脉证并治第二十二

　　妇人中风或伤寒，经水适断或适来，以致寒热如疟，发作有时；或发热昼日明了，暮则谵语，如见鬼状；或虽热除脉迟身凉但胸胁满如结胸状，谵语，称之为热入血室。

　　妇人中风，七八日续来寒热，发作有时，经水适断，此为热入血室，其血必结，指邪热与经血互结于血室，以致月经停止不行。故使如疟状，发作有时，小柴胡汤主之。方见呕吐中。（一）

　　后世医家多主张在本方中加生地、赤芍、丹皮、桃仁等，清热与活血并用，使邪热解而乍结之血行。

　　◎《金匮要略直解》：妇人伤寒中风，六经传变，治例与男子同法，惟经水适来适断，热入血室，与夫胎前产后，崩漏带下，则治有殊也。妇人经行之际，当血弱气尽之时，邪气因入血室，与正气相抟，则经为之断，血为之结也。血结则邪正分争，往来寒热，休作有时，与小柴胡汤和解表里，而散血室之邪热。

妇人伤寒发热，经水适来，昼日明了**明白了解，即神志正常**，暮则谵语，如见鬼状者，此为热入血室，治之无犯胃气及上二焦，必自愈。（二）

◎许学士治一妇病伤寒，发寒热，遇夜则见鬼状，经六七日，忽然昏塞，涎音如引锯，牙关紧急，瞑目不知人，病势危困。许视之曰：得病之初，曾值月经来否？其家云：经水方来，病作而经遂止，得一二日，发寒热，昼虽静，夜则有鬼祟，从昨日不省人事。许曰：此乃热入血室证。仲景云：妇人中风，发热恶寒，经水适来，昼则明了，暮则谵语，如见鬼状，发作有时，此名热入血室症……医者不晓，以刚剂与之，遂致胸膈不利，涎潮上脘，喘急肩高，昏冒不知人，当先化其痰，后除其热，乃急以一呷散投之（按：一呷散，即天南星一味），两时顷，涎下得睡，省人事，次授以小柴胡汤加生地，三服而热除，不汗而自解矣。（《名医类案》）

妇人中风，发热恶寒，经水适来，得之七八日，热除脉迟脉迟主血瘀滞难行也，身凉和，胸胁满，如结胸状，谵语者，此为热入血室也，当刺期门足厥阴肝经慕穴，乳头下两胁间，随其实实证而取之实则泻之。（三）

阳明病，下血谵语者，此为热入血室，但头汗出，当刺期门，随其实而泻之，濈然汗出者愈。（四）

妇人咽中如有炙脔，炙，烤也。脔，《说文》："切肉也。"炙脔，后世称为梅核气。半夏厚朴汤主之。（五）

半夏厚朴汤方：《千金》作胸满气机不畅也，心下坚痰气交阻也，咽中帖帖形容咽中如有物粘贴，如有炙肉，吐之不出，吞之不下。

半夏_{一升}　厚朴_{三两}　茯苓_{四两}　生姜_{五两}　干苏叶二两

上五味，以水七升，煮取四升，分温四服，日三夜一服。

宋·王硕《易简方》名四七汤，即半夏、厚朴、茯苓、苏叶，加生姜、大枣煎服。方名四七，以四味药治七情气也。

◎孙文垣治张溪亭乃眷，喉中梗梗有肉如炙脔，吞之不下，吐之不出，鼻塞头晕，耳常啾啾不安，汗出如雨，心惊胆怯，不敢出门，稍见风则遍身疼痛，小腹时痛，小水淋涩而疼，脉两尺皆短，两关滑大，右关尤搏指。孙曰：此梅核症也。以半夏四钱，厚朴一钱，苏叶一钱，茯苓一钱三分，姜三片，水煎食后服，每用此汤调理多效。（《续名医类案》）

妇人脏躁，五脏之阴不足之谓。又脏，心脏也，心藏神；躁，躁动不宁也。喜悲悲伤肺，肺藏魄伤欲哭，象如神灵所作肝藏魂，数欠伸肾藏志，甘麦大枣汤主之。（六）

甘麦大枣汤方

甘草三两　小麦一斤　大枣十枚

上三味，以水六升，煮取三升，温分三服。亦补脾气。说明脾气亦虚，脾主思，脾藏意。

本病虽有虚火，不宜苦降，又非大虚，无需大补。

小麦为心之谷，能补心气；甘草亦补心脾之气，且以缓肝之急，大枣补心脾之气血。专从心脾治者，以心主血，藏神，为君主之官，脾又为后天之本，五脏之精端赖后天之精以补养之也。

由于精神因素，五志化火，耗伤五脏之阴，以致脏躁也。并不专在某脏，但以心为主，以心为君主之官，神明出焉。

◎《金匮要略心典》：脏躁，沈氏所谓子宫血虚，受风化热者是也。血虚脏躁，则内火扰而神不宁，悲伤欲哭，有如神灵，而实为虚病。前《五脏风寒积聚篇》所谓邪哭使魂魄不安者，血气少而属于心也。数欠伸者，经云：肾为欠为嚏；又肾病者，善伸数欠颜黑，盖五志生火，动必关心，脏阴既伤，穷必及肾也。

妇人吐涎沫，上焦有寒饮也。医反下之，心下即痞，当先治其吐涎沫，小青龙汤主之。涎沫止，乃治痞，泻心汤主之。《千金要方》作"甘草泻心汤"，当从。因误下伤其中，故重用甘草补其脾胃之气。（七）

小青龙汤方：见痰饮中。

泻心汤方：见惊悸中。

◎《金匮要略心典》：吐涎沫，上焦有寒也，不与温散而反下之，则寒内入而成痞，为伤寒下早例也。然虽痞而犹吐涎沫，则上寒未已，不可治痞，当先治其上寒，而后治其中痞，亦如伤寒例表解乃可攻痞也。

　　妇人之病，因虚、积冷、结气，此三因是因。为诸经水断绝，经断是果。至有历年，血寒积结，经断多年之后的结果。胞门寒伤，经络凝坚。血脉不通，有干血也。

　　此下言血寒积结在一身的证候。

　　在上呕吐涎唾有痰饮，久日久化热成肺痈，丹波元坚《金匮玉函要略述义》："先兄曰：'痈当作痿字之误也。'盖上焦寒凝，无为肺痈之理。肺冷为痿，甘草干姜汤证是也。"《脉经》有"妇人病有咳逆呕沫，其肺成痿"之语。形体损分耗损气血。在中盘曲结指血寒积结，其病深，绕脐寒疝，或两胁疼痛，与脏相连此肝脾作痛也；或结热中血结化热于内，痛在关元血瘀在脐下部位，脉数无疮，肌若鱼鳞，血瘀化热，病在内，形诸外，故肌若鱼鳞，并非外证疮痈也。时着男子，非止女身。在下未多，经候不匀月事不调也，令阴掣痛，少腹恶寒；或引腰脊，下根气街，气街，穴名，足阳明胃经之穴，冲脉由此开始，故又名气冲。位于小腹部下方，股部上方交界处之鼠蹊部。气冲冲气奔豚急痛，膝胫疼烦。奄忽《骈雅·释训下》："俄

"项"眩冒，状如厥癫；气血大伤也，用十全大补汤、人参养营汤之类可治。或有忧愁惨凄惨，如无粮吃，无钱用。悲伤多嗔《广韵》："嗔，怒也"，此皆带下，带下泛指女人病。《史记·扁鹊仓公列传》："过邯郸，闻贵妇人，即为带下医"。非有鬼神。仲景是无神论者，切记。

久则羸瘦，脉虚多寒；三十六病，千变万端；妇人三十六病，其病状变化无穷。审脉阴阳，虚实紧主寒弦主饮、主气，行其针药，治危得安；其虽同病，脉各异源；病同脉不同，即病同因不同，必须同病异治也。子当辨记，先要辨证清楚，再要牢记方药。勿谓不然。不可以认为无所谓啊。（八）

此条系妇女经水断绝，寒瘀互结胞门，而成种种疾病，故治妇女病当以调气血为第一义。

◎《金匮要略心典》：此言妇人之病其因约有三端：曰虚、曰冷、曰结气。盖血脉贵充悦，而地道喜温和，生气欲条达也。否则血寒经绝，胞门闭而经络阻矣。而其变证则有在上、在中、在下之异。

问曰：妇人年五十所，病下利下血数十日不止，暮即发热，少腹里急，腹满，手掌烦热，唇口干燥，何也？师曰：此病属带下。何以故？曾经半产，瘀血在少腹不去。何以知之？其证唇口干燥，*此血瘀寒凝，津液不布之故。*故知之，当以温经汤主之。（九）

《素问·调经论》："血气者，喜温而恶寒，寒则泣不能流，温则消而去之。"

温经汤方

吴茱萸三两　当归二两　芎䓖二两　芍药二两　人参二两　桂枝二两　阿胶二两　生姜二两　牡丹皮二两，去心　甘草二两　半夏半斤　麦门冬一升，去心

上十二味，以水一斗，煮取三升，分温三服。亦主妇人少腹寒，久不受胎；*从"血寒积结"治，故有效。*兼取崩中去血，或月水来过多，及至期不来。

冲为血海，冲脉隶于阳明，人参、甘草、麦冬益胃气养胃阴，使中气充盈，自可化生血液；半夏降胃，即所以安冲。

◇陈某，女，28岁。患痛经病多年，经期先后无定，色暗有块，又兼久有胃病，形容非常憔悴……切其脉弦细而涩，视其面色甚为憔悴，又瘦又黄，食欲减少……乃就平日习用之温经汤作三剂试之……越三日，适经水来而腹不痛，妇甚为异，又延予治，复与原方改党参为红参，服

三剂，而胃病亦不发……予仍以原方嘱每月经来时一剂，年终来信鸣谢，并告已生一男矣。（《湖北中医医案选集》第一辑）

带下妇科病经水不利，少腹满痛胀痛也，主瘀滞，经一月再二次见者，土瓜根散主之。（十）

土瓜根散方：阴癫肿亦主之。男子癫疝，阴囊肿大也，厥阴经寒凝血瘀。

土瓜根苦寒，破血消瘀。《神农本草经》主"内痹，瘀血，月闭"　芍药　桂枝　䗪虫各三两

上四味，杵为散，酒服方寸匕，日三服。

寸口脉弦而大，弦则为减，大则为芤，减则为寒，芤则为虚，寒虚相搏，此名曰革如按鼓皮，其状弦大而中空之感，妇人则半产漏下，半产后瘀滞为患，漏下不止，乃由半产而来，故用旋覆花汤化瘀散结主之。此时解其郁结即所以补，行其血气即所以温。旋覆花汤主之。（十一）

徐忠可云："盖虚而兼寒，是有邪矣，故以开结为主，结开而漏止，其血自生，不必补也。"此血寒积结也。故先活血散结，瘀祛则漏下止。

本条见于《惊悸吐衄下血胸满瘀血篇》，但无"旋覆花汤主之"六字。而有"男子则亡血"五字。又见于《血痹虚劳篇》，上无"寸口"两字，下无"旋覆花汤主之"六字，而有"男子则亡血失精"七字。故此条，本书中凡三见也。

《伤寒论·辨脉法》亦有此条，但无"旋覆花汤主之"六字。故《伤寒论》《金匮要略》二书，载此文者，凡四见。

旋覆花汤方

旋覆花三两　葱十四茎　新绛少许若无新绛，可用茜草代之。

上三味以水三升煮取一升，顿服之。

妇人陷经《医宗金鉴》："陷经者，为经血下陷，即今陷下崩中病也"，漏下黑不解，**胶姜汤**主之。臣亿等校诸本，无胶姜汤方，想是前妊娠中胶艾汤。（十二）

漏下属血瘀偏寒，即血寒积结者，可用旋覆花汤；漏下属血虚偏寒，即虚寒者，用胶姜汤。

妇人少腹满如敦状有形高起，小便微难有水也。如单为血结则当小便自利，今兼有水，故小便微难而不渴，生后即产后，有瘀血也者，此为水与血俱结在血室也，大黄甘遂汤主之。（十三）

《尔雅》"如覆敦者丘"，注："敦，音堆，敦盂也，本作鼗，通作敦。"多纪元简《金匮玉函要略辑义》："《周礼·天官玉府》：'若合诸侯，则共珠盘玉敦。'郑注：'敦，盘类，古者以盘盛血，以敦盛食。'"又《广雅·释器》："鼗，盂也。"知本条如敦状，谓如盘盂之形也。

山边文伯《金匮要略笺注》："敦，音对，器名，盛黍稷之器。少腹，胞之室，胞为血海，满大有如敦状，是为血蓄。"

大黄甘遂汤方

大黄四两　甘遂二两　阿胶二两

上三味，以水三升，煮取一升，顿服之，其血当下。

◎吴某某，女，二十余。闭经年余，腹大如鼓，求治于余。询问其状，当时认为是抵当汤证。问其曾服何药，病家检视前医之方，更有猛于抵当汤者，凡虻虫、水蛭、桃仁、大黄、蟅虫、蛴螬、干漆之类，无不用过，已服二剂，病情全无变动。余仔细思索，询其小便微难，两胫微肿，诊其脉沉而涩，恍然悟曰：此为血水并结之症也。前医偏于攻血所以不效，必须活血利水兼施，乃用大黄、桃仁、蛀虫、甘遂、阿胶，二剂而小便利，经水亦通，腹胀全消。此即金匮大黄甘遂汤证也。（《湖北中医医案选集》第一辑）

妇人经水不利下，抵当汤主之。亦治男子膀胱满急胀痛也有瘀血者。（十四）

抵当汤方

水蛭三十个，熬　虻虫三十枚，熬，去翅足　桃仁二十个，去皮尖　大黄三两，酒浸

上四味，为末，以水五升，煮取三升，去滓，温服一升。

◎周姓少女，年约十八九，经事三月未行。面色萎黄，少腹微胀，证似干血痨初起，因嘱其吞服大黄蟅虫丸，每服三钱，日三次，尽月可愈。自是之后，遂不复来，意其差矣。后一中年妇人扶一女子来请医，顾视其女，面颊以下几瘦不成人，背驼腹胀，两手自按，呻吟不绝，余怪而问之，病已至此，何不早治？女泣而告曰：此吾女也，三月以前，曾就诊于先生，先生令服丸药，今腹胀加，四肢日削，背骨突出，经仍不行，故再求诊。余闻

而骇然，悔前药之误，然病已奄奄，尤不能不尽心力，第察其情状，皮骨仅存，少腹胀硬，重按益甚，此瘀血内结，不攻其瘀，病焉能除？又虑其元气已伤，恐不胜攻，思先补之，然补能恋邪，尤为不可，于是决以抵当汤与之。虻虫一钱，水蛭一钱，大黄五钱，桃仁五粒。明日母女复偕来，知女下黑瘀甚多，胀减痛平，惟脉虚甚，不宜再下，乃以生地、黄芪、当归、潞党参、川芎、陈皮、白芍、茺蔚子，此乃圣愈汤加陈皮、茺蔚子。活血行气，导其瘀积，一剂之后，遂不复来。后六年，值于途，已生子，年四五岁矣。(《经方实验录》)

妇人经水闭不利，脏子脏坚坚块不去癖血块不止《金匮要略编注二十四卷》：止，当作"散"，中有干血，下白物干血久而腐化为白带，矾石丸主之。(十五)

矾石丸方

矾石即枯矾三分，烧　杏仁一分

上二味，末之，炼蜜和丸枣核大，内脏中，剧者再内之。

可外用一层绢布包裹，绵线束住，并保留一线头长约12cm，每晚用一丸，入阴道内深约10～12cm，将线头留于外阴部，次晨取出，轻者连用 3 天，重者连用 7 天，休息 3 天再放，最多不超过 21 天。用药期间禁房事。若阴道分泌物很多，可去掉绢布，直接将丸药放入阴道内。

妇人六十二种风，言风之致证多端，为百病之长。及腹中血气刺痛，红蓝花酒主之。（十六）

红蓝花酒方：疑非仲景方。

红蓝花一两

上一味，以酒一大升，煎减半，顿服一半，未止再取。

妇人腹中诸疾痛，当归芍药散主之。（十七）

本条病机为肝郁气滞血瘀，肝脾不和，脾虚生湿，水湿不利，以致腹中疞痛也。

当归芍药散方：见前妊娠中。

◎《金匮要略阐义》：妇人之病，由肝郁者居多，郁则气凝血滞，或胀或痛，或呕或利。云腹中诸疾痛，诸者，盖一切之辞。当归芍药散，舒郁利湿，和血平肝，既有兼证，不妨加味治之，诚妇人之要方也。

妇人腹中痛，小建中汤主之。（十八）

小建中汤方：见前虚劳中。

问曰：妇人病，饮食如故，中焦无病也。烦热不得卧，而反倚息者，以为果也。何也？师曰：此名转胞胞，尿胞也，即膀胱。非胞胎之胞也。转胞，即膀胱变形不得溺也以为因也，以胞系了戾，了戾，纽结也。即膀胱气化失常，胞（尿胞、膀胱）系不能顺畅下行也。膀胱者，州都之官，津液藏矣，必得气化则能出焉。故用肾气丸助膀胱气化而利其小便也。故致此病，但利小便则愈，此治法也。宜肾气丸主之。方见虚劳中。（十九）

多纪元简《金匮玉函要略释义》："了，缭并音聊。缭，缠也，绕也。"

铃木良知《医海蠡测》："凡人小便应下便强忍之，故致胞转也。"

肾气丸方

干地黄八两　薯蓣四两　山茱萸四两　泽泻三两　茯苓三两　牡丹皮三两　桂枝一两　附子一两，炮

上八味，末之，炼蜜和丸，梧子大，酒下十五丸，加至二十五丸，日再服。

蛇床子散方，温主治阴寒也。可用于宫寒所致不孕者，亦可用于性欲冷淡阴中坐药后藤慕庵《金匮要略方析义》："坐药即导药。"（二十）

蛇床子仁

上一味，末之，以白粉少许，和令相得，如枣大，绵裹内之，自然温。

少阴脉滑而数者，下焦肾有湿热也，肾亦有实证。阴中即生疮，阴中蚀疮烂者，狼牙汤洗之。（二十一）

狼牙汤方

狼牙三两

上一味，以水四升，煮取半升，以绵缠筯音住，筷也如茧，浸汤沥阴中，日四遍。

胃气下泄，阴吹前阴出气而正喧声音很响，此谷气之实也，膏发煎导之。李彣《金匮要略广注》云："'导'字妙，谓引导谷气及其故道，仍以大便中转出，则胃气自不从前阴中吹喧矣。"（二十二）

膏发煎方：见黄疸中。

◎《金匮要略心典》：阴吹，阴中出声，如大便矢气之状，连续不绝，故曰正喧。谷气实者，大便结而不通，是以阳明下行之气，不得从其故原道，而乃别另走旁窍也。猪膏发煎润导大便，便通气自归故道矣。

◎ 沈某，38 岁。1947 年 7 月间分娩一孩，将近弥月，一日中午，因气候甚热，神疲欲睡，遂将竹床于阴凉处迎风而卧，约二小时，是夜即发生前阴出气作声，如放屁然，但无臭气，自后经常如此，迁延五六年……诊其色脉及各部，俱无病征，惟询得大便间常秘结，由于此证所见甚稀，胸无成竹，遂按《金匮要略》法，用膏发煎治之：猪油半斤，乱头发如鸡子大三团，洗净油垢，共熬至发溶化，候温度可口，分二次服，服两剂，果获痊愈。(《湖北中医医案选集》第一辑）

小儿疳虫蚀齿方：疑非仲景方。

雄黄　葶苈

上二味《本草纲目》作"二味等分"，末之，取腊日《本草纲目》作"腊月"猪脂熔，以槐枝绵裹头四五枚，点药烙灼，烧之。点药灼之，安于蚀齿上。

杂疗方第二十三

退五脏虚热，四时加减柴胡饮子方：

冬三月加柴胡八分　白术八分　陈皮五分　大腹槟榔四枚，并皮子用　生姜五分　桔梗七分

春三月加枳实　减白术　共六味

夏三月加生姜三分　枳实五分　甘草三分，共八味

秋三月加陈皮三分，共六味

上各㕮咀，分为三贴，一贴以水三升，煮取二升，分温三服。如人行四五里，进一服。如四体四肢壅，《广雅·释诂》："壅，障也。"四体壅作四肢沉滞不舒解。添甘草少许，每贴分作三小贴，每小贴以水一升，煮取七合，温服，再合滓为一服，重煮，都成四服。疑非仲景方。

长服诃黎勒丸方疑非仲景方：

诃黎勒煨　陈皮　厚朴各三两

上三味，末之，炼蜜丸如梧子大，酒饮服二十丸，加至三十丸。

三物备急丸方见《千金》，司空裴秀为散用。亦可先和成汁，乃倾口中，令从齿间得入，至良验：

大黄一两　干姜一两　巴豆一两，去皮、心，熬，外研如脂

上药各须精新，先捣大黄、干姜为末，研巴豆内中，合治一千杵，用为散，蜜和丸亦佳，密器中贮之，莫令歇。《千金要方·卷十二》作"歇气"。《广雅·释诂》："歇，泄也。"主心腹诸卒暴百病，若中恶客忤，亦名卒忤。《诸病源候论·卒忤候》："谓邪客之气，卒犯忤人精神也。此是鬼厉之毒气，中恶之类。人有魂魄衰弱者，则为鬼气所犯忤，喜于道间门外得之。其状心腹绞痛胀满，气冲心胸，或即闷绝，不复识人，肉色变异。腑脏虚竭者，不即治，乃至于死。"心腹胀满，卒痛如锥刺，气急口噤，停尸即伏尸。《诸病源候论·伏尸候》："伏尸者，谓其病隐伏在人五脏内，积年不除，未发之时，身体平调，都如无患。若发动，则心腹刺痛，胀满喘急。"卒死者，以暖水若酒，服大豆许三四丸，或不下，捧头起，灌令下咽，须臾当差。如未差，更与三丸，当腹中鸣，即吐下，便差。若口噤，亦须折齿灌之。

治伤寒，令愈不复，**紫石寒食散方**见《千金翼》：

紫石英　白石英　赤石脂　钟乳碓*石臼。《说文·石部》："碓，舂也。"此指将钟乳置于石臼中杵碎*炼　栝蒌根　防风　桔梗　文蛤　鬼臼各十分　太乙余粮十分，*烧*　干姜　附子*炮，去皮*　桂枝*去皮，各四分*

上十三味，杵为散，酒服方寸匕。

救卒死方：

薤捣汁，灌鼻中。

又方：

雄鸡冠割取血，管吹内鼻中。

猪脂如鸡子大，苦酒一升，煮沸，灌喉中。

鸡肝及血涂面上，以灰围四旁，立起。

大豆二七粒，以鸡子白并酒和，尽以吞之。

救卒死而壮热者方：

矾石半斤，以水一斗半，煮消，以渍脚，令没踝。

救卒死而目闭者方：

骑牛临及*。《汉书·魏相传》："临秋收敛。"面，患者骑牛前俯，使其面及于牛背，以便向耳鼻中灌吹药物。*捣薤汁灌耳中，吹皂荚末鼻中，立效。

救卒死而张口《肘后备急方·卷一》《外台秘要·卷

二十八》作"张目"反折者方：

灸手足两爪后十四壮了，饮以五毒诸膏散。有巴豆者。

救卒死而四肢不收失便者方：

马屎一升，水三斗，煮取二斗以洗之《外台秘要·卷二十八》作"足"。又取牛洞《外台秘要·卷二十八》作"牛粪"稀粪也一升，温酒灌口中，灸心下一寸，脐上三寸，脐下四寸，各一百壮，差。

救小儿卒死而吐利，不知是何病方：

狗屎一丸，绞取汁，以灌之。无湿者，水煮干者，取汁。

治尸厥方：

尸厥《素问·缪刺论》已有"尸厥"之名。王冰注曰："言其卒冒闷而如死尸，身脉犹如常人而动也……以是从厥而生，故或曰尸厥。"脉动而无气，气闭不通，故静而死也，治方脉证见上卷：

菖蒲屑，内鼻两孔中吹之，令人以桂屑着舌下。

又方：

剔《素问·缪刺论》作"鬄"，通"剃"取左角发方寸，烧末，酒和，灌令入喉，立起。

救卒死，客忤死，**还魂汤**主之方：

《千金方》云：主卒忤鬼击飞尸，诸奄忽**死亡**。《后汉书·赵歧传》："有重疾，卧蓐七年，自虑奄忽。"气绝，无复觉，或已无脉，口噤拗不开，去齿下汤。汤下口不下者，分病人发左右，捉擫肩引之。同拉。《说文·手部》："拉，摧也。"引，犹进也。《礼记·檀弓上》："引而进也。"药下，复增取一升，须臾立甦。

麻黄三两，去节，一方四两　杏仁七十个，去皮尖　甘草一两，炙，《千金》用桂心二两

上三味，以水八升，煮取三升，去滓，分令咽之，通治诸感忤。

又方：

韭根一把　乌梅二七个　吴茱萸半升，炒

上三味，以水一斗煮之，以病人栉《说文·木部》："梳比之总名也"内中，三沸，栉浮者生，沉者死，煮取三升，去滓，分饮之。

救自缢死方：救自缢死，旦至暮，虽已冷，必可治；暮至旦，小难也。恐此当言阴气盛故也。然夏时夜短于昼，又热，犹应可治。又云：心下若微温者，一日以上，犹可治之。方

徐徐抱解，不得截绳，上下安被卧之。一人以脚踏其

两肩，手少挽其发，常弦弦紧紧勿纵之，一人以手按据胸上，数动之。一人摩捋臂胫，屈伸之，若已僵，但渐渐强屈之，并按其腹，如此一炊顷，气从口出，呼吸眼开，而犹引按莫置，亦勿苦劳之。须臾，可少桂汤及粥清含与之，令濡喉，渐渐能咽，及稍止。若向令两人以管吹其两耳，罙好。罙，愈也，益也。《外台秘要·卷二十八》作"弥"。马端临《文献通考·舆地考序》："晋时分州为十九，自晋以后，所分罙多，所统罙狭。"此法最善，无不活也。

疗中暍方：凡中暍即中暑死，不可使得冷，得冷便死，疗之方：

屈草带谓取草绳、草鞭之类，屈作圆圈，便可绕脐环放，以受溺而使之流去者是也，绕暍人脐，使三两人溺其中，令温，亦可用热泥和屈草，亦可扣瓦碗底按及车缸一名车辖，《本草纲目》云："即车轴铁辖头。"以着暍人，取令溺，须得流去，此谓道路穷卒无汤，当令溺其中，欲使多人溺，取令温。若汤便可与之，不可泥及车缸，恐此物冷，暍既在夏月，得热泥土，暖车缸，亦可用也。

救溺死方：

取灶中灰两石余以埋人，从头至足，水出七孔，即活。

　　上疗自缢、溺、暍之法，并出自张仲景为之，其意殊绝，殆非常情所及，本草所能关，实救人之大术矣。伤寒家数有暍病，非此遇热之暍。见《外台》《肘后》目。

　　治马坠及一切筋骨损方见《肘后方》：

　　大黄一两《千金方·卷二十五》引《肘后方》作"三两"，切，浸，汤成下　绯帛如手大，烧灰　乱发如鸡子大，烧灰用　久用炊单布一尺，烧灰　败蒲一握三寸　桃仁四十九个，去皮尖，熬　甘草如中指节，炙，剉

　　上七味，以童子小便量多少煎汤成，内酒一大盏，次下大黄，去滓，分温三服。先剉败蒲席半领，煎汤浴，衣被盖覆，斯须通利数行，痛楚立差。利及浴水赤，勿怪，即瘀血也。

禽兽鱼虫禁忌并治第二十四

　　凡饮食滋味，以养于生，食之有妨，反能为害。自非服药炼液、焉能不饮食乎？切见时人，不闲《广雅·释诂》："习也。"调摄，疾疢竞起，若不因食而生，苟全其生，须知切忌者矣。所食之味，有与病相宜，有与身为害，若得宜则益体，害则成疾，以此致危，例皆难疗。凡煮药饮汁以解毒者，虽云救急，不可热饮，诸毒病得热更甚，宜冷饮之。

　　肝病禁辛，心病禁咸，脾病禁酸，肺病禁苦，肾病禁甘。春不食肝，夏不食心，秋不食肺，冬不食肾，四季不食脾。辩曰：春不食肝者，为肝气王，脾气败，若食肝，则又补肝，脾气败尤甚，不可救。又肝王之时，不可以死气入肝，恐伤魂也。若非王时，即虚，以肝补之佳，余脏准此。

凡肝脏，自不可轻啖食，自死者弥《集韵》："弥，益也"甚。

凡心皆为神识所舍，勿食之，使人来生复其报对矣。《集韵》："报，酬也。"《诗·卫风·木瓜》："投我以木瓜，报之以琼瑶。"《广韵·队第十八》："对，答也。"报对即酬答之意。

凡肉及肝，落地不着尘土者，不可食之。

猪肉落水浮者，不可食。

诸肉及鱼，若狗不食，鸟不啄者，不可食。

诸肉不干，火炙烧。《说文解字·焱部》："炙，炮肉也，从肉在火上。"不动，见水自动者，不可食之。

肉中有如朱据《经史证类大观本草·卷十八》引陈藏器"肉中有星如米杀人"，"朱"当作"米"点者，不可食之。

六畜《诸病源候论·卷二十八·食六畜肉中毒候》："六畜者，谓牛、马、猪、羊、鸡、狗也。"肉，热血不断者，不可食之。

父母及身本命肉，食之令人神魂不安。《千金方·卷二十七》："勿食父母本命所属肉，令人命不长。勿食自己本命所属肉，令人魂魄飞扬。"身本命肉，谓同自身属肖相同之动物肉，如子鼠、丑牛等。

食肥肉及热羹，不得饮冷水。

诸五脏及鱼，投地尘土不污者，不可食之。

秽饭馁肉臭鱼，馁，《广雅·释器》："鱼谓之馁。"注："内烂。"疏："鱼烂从内发，故云内烂，今本内作肉，恐误。"义为"鱼烂"。《论语·乡党》："鱼馁而肉败不食。"食之皆伤人。

自死肉，口闭者，不可食之。

六畜自死，皆疫死，则有毒，不可食之。

兽自死，北首《广韵·有第四十四》："首，头。"北首，即头向北及伏地者，食之杀人。

食生肉，饱饮乳，变成白虫即寸白虫。《诸病源候论·卷十八·九虫病诸候论》："白虫，长一寸。"又云："色白，形小褊，因脏腑虚弱而能发动。"一作血蛊。《说文解字·蛊部》："蛊，腹中虫也。"蓄血及寄生虫引起之臌胀，名曰血蛊，亦称血臌。

疫死牛肉，食之令病洞下，亦致坚积，宜利药下之。

脯干肉（《说文解字·肉部》）藏米瓮中，有毒，及经夏食之，发肾病。

治自死六畜肉中毒方：

黄蘗屑，捣服方寸匕。

治食郁肉漏脯中毒方郁肉，密器盖之隔宿者是也。漏脯，茅屋漏下沾着者是也：

烧犬屎，酒服方寸匕，每服人乳汁亦良。

饮生韭汁三升，亦得。

治黍米中藏干脯，食之中毒方：

大豆黑豆（《日华子本草》）、黑大豆（《本草图经》）浓煮汁，饮数升，即解，亦治诸^①肉漏脯等毒。

治食生肉中毒方：

掘地深三尺，取其下土三升，以水五升，煮数沸，澄清汁，饮一升，即愈。

治六畜鸟兽肝中毒方：

水浸豆豉，绞取汁，服数升愈。

马脚无夜眼者，马足膝上所生之无毛黑点，大如棋碁，谓之夜眼。《本草纲目·卷五十》云："夜眼在足膝上，马有此能夜行，故名。"一名附蝉尸。不可食之。

食酸《外台秘要·卷三十一》作"骏"马肉，不饮

---

① 诸：原作"狸"，据《外台秘要·卷三十一》改。

酒，则杀人。

马肉不可热食，伤人心。

马鞍下肉，食之杀人。

白马黑头者，不可食之。

白马青蹄者，不可食之。

马肉、豘肉共食，饱醉卧，大忌。

驴马肉合猪肉食之，成霍乱。

马肝及毛，不可妄食，中毒害人。

治马肝毒中人未死方：

雄《千金要方·卷二十四》《外台秘要·卷三十一》作"牡"鼠屎二七粒，末之，水和服，日再服屎尖《千金要方·卷二十四》《外台秘要·卷三十一》作"两头尖"者是。

又方：

人垢《千金要方·卷二十四》《外台秘要·卷三十一》作"头垢"，取方寸匕，服之佳。

治食马肉中毒欲死方：

香豉二两　杏仁三两

上二味，蒸一食顷，熟，杵之服，日再服。

又方：

煮芦根汁，饮之良。

疫死牛，或目赤，或黄，食之大忌。

牛肉共猪肉食之，必作寸白虫。

青牛水牛肠，不可合犬肉食之。

牛肺从三月至五月，其中有虫如马尾，割去勿食，食则损人。

牛、羊、猪肉，皆不得以楮木、桑木蒸炙，食之，令人腹内生虫。

啖蛇牛肉杀人，《诸病源候论·卷二十六·食牛肉中毒候》云："凡食牛肉有毒者，由毒蛇在草，牛食因误啖蛇则死。亦有蛇吐毒着草，牛食其草亦死。此牛肉则有大毒……食此牛肉则令人心闷，身体痹，甚者乃吐逆下利，腹痛不可堪，因而致死者非一也。"何以知之？啖蛇者，毛发向后顺者是也。

治啖蛇牛肉，食之欲死方：

饮人乳汁一升，立愈。

又方：

以泔淅米汁（《说文通训定声·谦部第四》）洗头，饮一升，愈。

牛肚细切，以水一斗，煮取一升，暖饮之，大汗出者愈。

治食牛肉中毒方：

甘草煮汁饮之，即解。

羊肉，其有宿热者，不可食之。

羊肉不可共生鱼、酪食之，害人。

羊蹄甲中有珠子白者，名羊悬筋，食之令人癫。

白羊黑头，食其脑，作肠痈。

羊肝共生椒食之，破人五脏。

猪肉共羊肝和食之，令人心闷。

猪肉以生胡荽同食，烂人脐。

猪脂不可合梅子食之。

猪肉和葵冬葵，又名葵菜食之，少气。

鹿肉不可和蒲白作羹，蒲白即香蒲之根茎蒲蒻，一名蒲荀。《新修本草》谓其"春初生，用白为菹"。食之发恶疮。

麋脂及梅李子，若妊妇食之，令子青盲，男子伤精。

麋同獐肉不可合虾及生菜、梅李果食之，皆病人。

痼疾人，不可食熊肉，令终身不愈。

白犬自死，不出舌者，食之害人。

食狗鼠余，令人发瘘疮。狗鼠余，狗鼠之剩食也，有涎毒在其中。《诸病源候论·卷三十四·瘘病诸候》引《养生方》云："十二月勿食狗鼠残肉，生疮及瘘，出颈项及口里，或生咽内。"又云："正月勿食鼠残食，作鼠瘘，发于颈项，或毒入腹下，血不止，或口生疮如有虫食。"

治食犬肉不消成病者方：治食犬肉不消，心下坚，或腹胀，口干大渴，心急发热，妄语如狂，或洞下方。

杏仁一升，合皮，熟，研用

以沸汤三升和，取汁分三服，利下肉片，大验。

妇人妊娠，不可食兔肉、山羊肉及鳖、鸡、鸭，令子无声音。

兔肉不可合白鸡肉食之，令人面发黄。

兔肉着干姜食之，成霍乱。

凡鸟自死，口不闭，翅不合者，不可食之。

诸禽鸟属也。《尔雅·释鸟》："二足而羽谓之禽。"肉，肝青者，食之杀人。

鸡有六翮四距者，翮，《说文解字·羽部》："翮，羽茎也。"引申为鸟翼，翅膀。六翮，即六只翅膀。距，鸡爪也。四距，即四只鸡爪。不可食之。

乌鸡白首者，不可食之。

鸡不可共葫蒜大蒜食之，滞气一云鸡子。

山鸡不可合鸟兽肉食之。

雉野鸡肉久食之，令人瘦。

鸭卵不可合鳖肉食之。

妇人妊娠食雀肉，令子淫乱无耻。

雀肉不可合李子食之。

燕肉勿食，入水为蛟龙所啖。

治食鸟兽中箭肉毒方鸟兽有中毒箭死者，其肉有毒，解

之方：

大豆煮汁及蓝①《神农本草经》名蓝实，"主解诸毒"

汁，服之，解。

鱼头正白如连珠，至脊上，食之杀人。

鱼头中无腮者，不可食之，杀人。

鱼无肠胆者，不可食之，三年阴不起，女子绝生。

鱼头似有角者，不可食之。

鱼目合者，不可食之。

六甲日，六甲，即甲子、甲寅、甲辰、甲午、甲申、

甲戌。古代用于纪日。《汉书·律历志》："故日有六甲。"

勿食鳞甲之物《外台秘要·卷三十一》引《肘后》作

"龟鳖鳞物水族之类"。

---

① 蓝：原作"盐"，据《外台秘要·卷三十一》改。

鱼不可合鸡肉食之。

鱼不得合鸬鹚肉食之。

鲤鱼鲊《释名·释饮食》："鲊，菹也。以盐米酿鱼以为菹，熟而食之也。"即腌鱼、糟鱼之类不可合小豆藿小豆即赤豆，其叶曰小豆藿食之，其子不可合猪肝食之，害人。

鲤鱼不可合犬肉食之。

鲫鱼不可合猴雉肉食之一云：不可合猪肝食。

鳀鱼鲇鱼。《广雅·释鱼》："鳀，鲇也。"合鹿肉生食，令人筋甲缩。

青鱼鲊不可合生胡荽及生葵，并麦中食之。

鳛《说文通训定声·孚部第六》作"鳅"，即泥鳅、鳝不可合白犬血食之。

龟肉不可合酒、果子食之。

鳖目凹陷者，及压《千金要方·卷二十六》作"腹"下有王字形者，不可食之。又，其肉不得合鸡鸭子食之。

龟、鳖肉不可合苋菜食之。

虾无须及腹下通黑，煮之反白者，不可食之。

食脍，《说文解字·肉部》："脍，细切肉也。"《释名·释饮食》："脍，会也。细切肉，令散分其赤白，异切之，已乃会合和之也。"饮乳酪，令人腹中生虫，为瘕。

治食鲙不化成癥病方：

鲙细切鱼肉。剉切而成，故谓之鲙食之，在心胸间不化，吐复不出，速下除之，久成癥病，治之方：

橘皮一两　大黄二两　朴硝二两

上三味，以水一大升，煮至小升，顿服即消。

食鲙多，不消，结为癥病，治之方

马鞭草

上一味，捣汁饮之。或以姜叶汁，饮之一升，亦消。又可服吐药吐之。

食鱼后中毒①**，面肿烦乱，治之方**

橘皮

浓煎汁，服之即解。

食鯸鲐鱼中毒方：

一名鯸鲐鱼，即河豚。《诸病源候论·卷二十六·食鯸鲐鱼中毒候》："俗名河豚。此鱼肝及腹内子有大毒，不可食，食之往往致死。"

芦根

煮汁，服之即解。

---

① 中毒：原作"食毒"，据《千金要方·卷二十四》改。

蟹目相向，足斑目赤者，不可食之。

食蟹中毒治之方：

《诸病源候论·卷二十六·食蟹中毒候》云："此蟹食水莨，水莨有大毒，故蟹亦有毒，中其毒则闷乱欲死。若经霜已后，遇毒即不能害人。未被霜蟹，煮食之则多有中毒，令人闷乱，精神不安。"

紫苏

煮汁，饮之三升。紫苏子捣汁饮之，亦良。

又方：

冬瓜汁，饮二升。食冬瓜亦可。

凡蟹未遇霜，多毒，其熟者，乃可食之。

蜘蛛落食中，有毒，勿食之。

凡蜂、蝇、虫、蚁等，多集食上，食之致瘘。

果实菜谷禁忌并治第二十五

果子生食，生疮。

果子落地经宿，虫蚁食之者，人大忌食之。

生米停留多日，有损处，食之伤人。

桃子多食，令人热，仍不得入水浴，令人病淋沥寒热病。

杏酪以杏仁研成的糜酪。《汉书·食贷志》："作杏酪之属也。"不熟，伤人。

梅多食，坏人齿。

李不可多食，令人胪胀。《一切经音义·二十二》："腹前曰胪。"胪胀，腹胀也。

林檎夏末成熟，味甘而带酸，即今花红、沙果之类。《本草纲目·卷三十》时珍曰："案洪玉父云：此果味甘，能来众禽于林，故有林擒、来擒之名。"不可多食，令人百脉弱。

橘柚多食，令人口爽，《尔雅·释言》："爽，差也，忒也。"口爽，乃口中失味之义。**不知五味。**

梨不可多食，令人寒中。金疮、产妇亦不宜食。

樱桃、杏多食，伤筋骨。

安石榴《本草纲目·卷三十》引《博物志》云："汉张骞出使西域，得涂林安石国榴种以归，故名安石榴。"**不可多食，损人肺。**

胡桃不可多食，令人动痰饮。

生枣多食，令人热渴气胀。寒热羸瘦者，弥不可食，伤人。

食诸果中毒治之方：

猪骨烧灰

上一味，末之，水服方寸匕。亦治马肝漏脯等毒。

木耳赤色及仰生者，勿食。

菌仰卷及赤色者，不可食。

食诸菌中毒，闷乱欲死，治之方：

人粪汁，饮一升。土浆，地浆。《千金要方·卷二十四》："掘地作坑，以水沃中，搅之令浊，澄清饮之，名地浆。"**饮一二升。大豆浓煎汁，饮之。服诸吐利药，**

并解。

食枫柱菌而哭不止，治之以前方。

误食野芋，烦乱欲死，治之以前方。其野芋根，山东人名魁芋。人种芋三年不收，亦成野芋，并杀人。

治误食蜀椒闭口者方：

蜀椒闭口者，有毒，误食之，戟人咽喉，气病欲绝，或吐下白沫，身体痹冷，急治之方。

肉桂煎汁饮之，饮冷水一二升，或食蒜，或饮地浆，或浓煮豉汁，饮之，并解。

正月勿食生葱，令人面生游风。

二月勿食蓼《说文解字·草部》："蓼，辛菜，蔷虞也。"叶味辛香，古人用以调料，伤人肾。

三月勿食小蒜，伤人志性。

四月、八月勿食胡荽，伤人神。

五月勿食韭，令人乏气力。

五月五日勿食一切生菜，发百病。

六月、七月勿食茱萸，此即食茱萸，宜入食羹中，能发辛香。惟可食可，故名食茱萸，与药用之吴茱萸不同。伤神气。

八月、九月勿食姜，伤人神。

十月勿食椒，损人心，伤心脉。

十一月、十二月勿食薤，令人多涕唾。

四季勿食生葵，令人饮食不化，发百病。非但食中，药中皆不可用，深宜慎之。

时病差，未健，食生菜，手足必肿。

夜食生菜，不利人。

十月勿食被霜生菜，令人面无光，目涩，心痛，腰疼，或发心疟。疟发时，手足十指爪皆青，困委。《广雅·释诂一》："困，极也。"委，顿也。《说文通训定声·履部》："委，假借又为痿。"困委，指病甚极度委顿。

葱、韭初生芽者，食之伤人心气。

饮白酒，食生韭，令人病增。

生葱不可共蜜食之，杀人。独颗蒜弥忌。

枣和生葱食之，令人病。

生葱和雄鸡、雉、白犬肉食之，令人七窍经年流血。

食糖、糖，饴也，饧也。《说文解字·食部》："饴，米糵煎也。"段玉裁注："以芽米熬之为饴，今俗用大麦。"《释名·释饮食》："饧，洋也，煮米消烂洋洋也。饴小弱于饧，形怡怡然也。"蜜后四日内，食生葱蒜，令人心痛。

夜食诸姜、蒜、葱等，伤人心。

芜菁即蔓菁，供食用，北方栽培甚广根多食，令人气胀。

薤不可共牛肉作羹，食之成瘕病。韭亦然。

蓴即莼。《说文通训定声·乾部》："今以为蓴菜，字亦作莼。"蓴生南方湖泽中，嫩者柔滑可羹多食，动痔疾。

野苣即苦菜。一名苦荬。《本草纲目·卷二十七》引《桐君药录》曰："苦菜三月生，扶疏。六月花从叶出，茎直花黄。八月实黑，实落根复生，冬不枯。"不可同蜜食之，作内痔。

白苣《本草纲目·卷二十七》：白苣"处处有之，似莴苣而叶色白，折之有白汁。正二月下种，四月开黄花如苦荬，结子亦同"不可共酪同食，作蠶虫。

黄瓜食之，发热病。

葵心葵菜心不可食，伤人，叶尤冷，黄背赤茎者，勿食之。

胡荽久食之，令人多忘。

病人不可食胡荽及黄花菜又名金针菜，由萱草花晒干而成。

芋不可多食，动病。

妊妇食姜，令子余指。余，犹多也。余指，手多一指。

蓼多食，发心痛。

蓼和生鱼食之，令人夺脱气，阴核睾丸疼痛。

芥菜不可共兔肉食之，成恶邪病。《广韵·麻第九》："邪，鬼病。"《诸病源候论·卷二·鬼邪候》曰："凡邪气鬼物所为病也，其状不同，或言语错谬，或啼哭惊走，或癫狂惛乱，或喜怒悲笑，或大怖惧如人来逐，或歌谣咏啸，或不肯语。"

小蒜多食，伤人心力。

食躁式躁方：此处费解，恐有文字讹脱。

豉

浓煮汁饮之。

误食钩吻杀人解之方：钩吻今之毛茛也。《广雅·释草》："茛，钩吻也。"《本草经集注·卷五》陶弘景曰："或云钩吻是毛茛。"《本草纲目·卷十七》李时珍曰：毛茛，"俗名毛堇，似水堇而有毛也"与芹菜相似，误食之，杀人，解之方。《肘后》云：与茱萸、食芥相似。

荠苨八两

上一味，水六升，煮取二升，分温二服。钩吻生地《外台秘要·卷三十一》引《肘后》作"所生之地"傍无它草，其茎有毛，以此别之。

治误食水莨菪中毒方：菜中有水莨菪，叶圆而光，有毒。误食之，令人狂乱，状如中风此云中风，即狂乱之谓。《后汉书·朱浮传》："中风狂走"，或吐血，治之方。

甘草

煮汁，服之即解。

治食芹菜中龙精毒方：春秋二时，龙带精入芹菜中，人偶食之为病，发时手青腹满，痛不可忍，名蛟龙病。治之方。

硬糖当是饴糖之稠硬者，饧是也二三升

上一味，日两度服之，吐出如蜥蜴三五枚，差。

食苦瓠苦葫芦**中毒治之方**：

黍穰茎煮汁，数服之解。

扁豆，寒热者，不可食之。

久食小豆，令人枯燥。盖赤小豆功专利湿也。

食大豆屑，忌啖猪肉。

大麦久食，令人作癣。*癣，疥之俗字也。*

白黍米不可同饴、蜜食，亦不可合葵食之。

荍麦荞麦。*《本草纲目·卷二十二》李时珍曰："荞麦之茎弱而翘然，易长易收，磨面如麦，故曰荞曰荍，而与麦同名也"*面多食，令人发落。

盐多食，伤人肺。

食冷物，冰人齿。

食热物，勿饮冷水。

饮酒，食生苍耳，令人心痛。

夏月大醉，汗流，不得冷水洗着身，及使扇，即成病。

饮酒，大忌灸腹背，令人肠结。*《说文解字·肉部》："肠，大小肠也。"肠结，两肠燥结之谓。*

醉后勿饱食，发寒热。

饮酒食猪肉，卧秫稻穰中，*《新修本草·卷十九》苏恭曰："今大都呼粟糯为秫稻，秫为糯矣。"《本草纲目·卷二十三》李时珍曰："俗呼糯粟是矣。北人呼为黄糯，亦曰黄米。"秫稻穰，即秫稻之茎杆也。*则发黄。

食饴，多饮酒，大忌。

凡水及酒，照见人影动者，不可饮之。

醋合酪食之，令人血瘕。

食白米粥，勿食生苍耳，成走疰。走疰，即走注。《诸病源候论·卷二十四·走注候》："注者，住也。言其病连滞停住，死又注易傍人也。人体虚受邪气，邪气随血而行，或淫奕皮肤，去来击痛，游走无有常所，故名为走注。"

食甜粥已，食盐即吐。

犀角箸搅饮食，沫出及浇地墳起者，食之杀人。

饮食中毒，烦满，治之方：

苦参三两　苦酒一升半

上二味，煮三沸，三上三下，服之，吐食出，即差。或以水煮亦得。

又方：

犀角汤亦佳。

贪食，食多不消，心腹坚满痛，治之方：

盐一升　水三升

上二味，煮令盐消，分三服，当吐出食，便差。

《外台秘要·卷三十》引《古今录验》："疗新中杂食，瘀实不消，心腹坚痛方，取水三升，煮白盐一升，令消，分服取吐必差。"

矾石，生入腹，破人心肝，亦禁水。言禁服矾水也。

商陆，以水服，杀人。

葶苈子傅头疮，药成入脑，杀人。

水银入人耳，及六畜等，皆死。以金银着耳边，水银则吐犹出也。《后汉书·翟酺传》："吐珠于泽"。

苦练苦楝。《新修本草》苏恭曰："此物有两种，有雄有雌。雄者根赤，无子，有毒，服之多使人吐不能止，时有致死者。雌者根白，有子，微毒，用当取雌者"无子者杀人。

凡诸毒，多是假毒以投，言人假以毒物投食里而杀人。不知时，宜煮甘草荠苨汁饮之，通除诸毒药。